当代中医外治临床丛书

妇科疾病
中医特色外治 303 法

总主编　庞国明　林天东　胡世平　韩振蕴　王新春

主　编　庞国明　王利平　林天东　王　娟

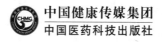

中国健康传媒集团

中国医药科技出版社

内 容 提 要

本书分为概论和临床应用两章，第一章概论从中医妇科疾病外治法的发展简史、妇科疾病常用外治法、外治法的作用机制与特点、提高外治法临床疗效的思路与方法 4 个方面予以介绍。第二章临床应用共 18 节，收录 18 种妇科疾病的外治方 303 个。全书内容系统全面，荟萃了当今妇科常见病临床外治方法，对从事中西医妇科专业的教师、科研工作者及临床医师都有较高的指导作用及应用价值。

图书在版编目（CIP）数据

妇科疾病中医特色外治 303 法 / 庞国明等主编 . — 北京：中国医药科技出版社，2021.5

（当代中医外治临床丛书）

ISBN 978-7-5214-2334-1

Ⅰ . ①妇… Ⅱ . ①庞… Ⅲ . ①妇科病－中医治疗法－外治法 Ⅳ . ① R271.1

中国版本图书馆 CIP 数据核字（2021）第 035651 号

美术编辑 陈君杞

版式设计 也 在

出版 **中国健康传媒集团** | 中国医药科技出版社

地址 北京市海淀区文慧园北路甲 22 号

邮编 100082

电话 发行：010-62227427 邮购：010-62236938

网址 www.cmstp.com

规格 $710 \times 1000\,\mathrm{mm}\,^1/_{16}$

印张 $12^1/_4$

字数 191 千字

版次 2021 年 5 月第 1 版

印次 2024 年 4 月第 2 次印刷

印刷 三河市万龙印装有限公司

经销 全国各地新华书店

书号 ISBN 978-7-5214-2334-1

定价 **39.00 元**

获取新书信息、投稿、为图书纠错，请扫码联系我们。

《当代中医外治临床丛书》
编委会

甘洪桥	艾为民	龙新胜	平佳宜	卢　昭
叶　钊	叶乃菁	付永祥	代珍珍	朱　琳
朱　璞	朱文辉	朱恪材	朱惠征	刘　辉
刘宗敏	刘建浩	刘鹤岭	许　亦	许　强
阮志华	孙　扶	苏广兴	李　松	李　柱
李　娟	李　慧	李　淼	李义松	李方旭
李玉柱	李正斌	李亚楠	李军武	李红梅
李宏泽	李建平	李晓东	李晓辉	李鹏辉
杨玉龙	杨雪彬	吴先平	吴洪涛	宋震宇
张　平	张　芳	张　侗	张　挺	张　科
张　峰	张云瑞	张亚乐	张超云	张新响
陈　杰	陈　革	陈丹丹	陈宏灿	陈群英
武　楠	岳瑞文	金　凯	周　夏	周克飞
周丽霞	庞　鑫	庞国胜	庞勇杰	庞晓斌
郑晓东	孟　彦	孟红军	赵子云	赵庆华
赵海燕	胡　权	胡永召	胡欢欢	胡秀云
胡雪丽	南凤尾	柳国斌	柳忠全	闻海军
娄　静	姚沛雨	钱　莹	徐艳芬	高言歌
郭　辉	郭乃刚	黄　洋	黄亚丽	曹秋平
曹禄生	龚文江	章津铭	寇志雄	谢卫平
靳胜利	鲍玉晓	翟玉民	翟纪功	

编撰办公室主任　韩建涛

编撰办公室副主任　王凯锋　庞　鑫　吴洪涛

本书编委会

主　编　庞国明　王利平　林天东　王　娟

副主编（按姓氏笔画排序）

王冰奕　王焕焕　王蕊蕊　李　慧

赵宝娥　娄　静

编　委（按姓氏笔画排序）

马永明　王　芳　王甜甜　孙　扶

许　亦　杜　鹃　杜欣冉　李晓娟

张　庆　张欠欠　张亚乐　张晶改

陆素琴　陈　影　高言歌　胡万琴

侯爱贞　夏翠翠　徐玉慧　曾杨玲

良工不废外治

——代前言

中医外治法是中医学重要的特色标志之一。在一定程度上讲，它既是中医疗法乃至中医学的起源，也是中医药特色的具体体现。中医外治法经历了原始社会的萌芽、先秦时期的奠基、汉唐时期的发展、宋明时期的丰富、清代的成熟以及当代的完善与发展。尤其是近年来，国家中医药管理局高度重视对中医外治法的发掘、整理与提升，并且将其作为中医医院管理及中医医院等级评审的考评指标之一，极大地推动了中医外治法在临床中的应用和推广。中医外治法与内治法殊途同归、异曲同工，不仅可助提临床疗效，而且可以补充内治法的诸多不足，故自古就有"良工不废外治"之说。因此，中医外治法越来越多地得到各级中医管理部门、各科临床一线医护人员的高度重视和青睐。

近年来，中医外治法的发掘、整理、临床应用研究虽然受到高度重视，但惜于这许许多多的传统与现代新研发的外治疗法散见于各个期刊、著作等文献之中，不便广之，尤其是对于信息手段滞后及欠发达地区的基层医务人员来说，搜集资料更加困难，导致临床治疗手段更是受到了极大的限制。为更好地将这些疗法推广于临床各科，更好地弘扬中医特色外治疗法，在上海高品医学激光科技开发有限公司、河南裕尔嘉实业有限公司的支持与帮助下，我们组织了全国在专科专病领域对外治法有一定研究的50余家中医医院的260余位临床专家编撰了这套《当代中医外治临床丛书》。本丛书以"彰显特色、简明扼要、突出实用、助提疗效"为宗旨，每册分为概论和临床应用两大部分。其中概论部分对该专病外治法理论基础、常用外治法的作用机制、提高外治临床疗效的思路与方法以及应用外治法的注意事项五个方面进行阐述；临床应用部分以病为纲，每病通过处方、用法、适应证、注意事项、出处、综合评按六栏对药物外治法、非药物外治法进行详细介绍。尤其是综合评按一栏，在对该病所选外治法进行综合总结分析的基础上，提出应用外治法的要点、心得体会、助提疗效的建议等，乃本书的一大亮点，为读者正确选用外治方法指迷导津，指向领航。本套丛书共分为内科、外科、妇科、儿科、五官科、皮肤科、男科、骨伤科、肛肠科、康复科十大类20个分册，总计约300万字。其中，书名冠以"××法"，实一方为一法。希望本套丛书的出版能为广大中医、西医、中西医结合临床工作者提供一套实用外治疗法参考书。

由于时间仓促，书中难免有不足之处，盼广大读者予以批评指正，以利再版时修订完善！

庞国明

2021年3月

编写说明

　　中医妇科疾病外治法有着悠久的历史，在几千年的医学发展史中，中医妇科疾病外治法得到不断丰富、完善，在我国妇女保健事业中发挥了很大作用。现代中医妇科外治法的发展已经进入到一个全新的时期，将传统的中医外治法与现代技术相结合，设计出现代化的制剂及疗法，如电针、中频电刺激、磁穴法、穴位注射、穴位埋线、栓剂等，给中医妇科疾病的治疗带来质的飞跃。中医外治法在治疗盆腔炎、带下病、阴痒、恶阻、痛经等疾病方面疗效尤为突出，胜过单纯中医内治或西医治疗。外治法具有作用迅速、疗效显著、不良反应少、应用方便、操作简单等多种优点。为此，我们通过查找古今文献，搜集、整理相关中医治疗妇科疾病外治法的资料，撰写了本书。

　　本书收录了月经病、带下病、盆腔疾病、妊娠疾病、产后疾病、妇科杂病等18种病证的外治法，内容丰富，资料翔实，是一部较为实用的中医外治法临床用书，可供从事妇科病临床、教学、科研工作者参考，也为广大基层医师及全科医师临证应用提供了参考。

编　者

2021年1月

目 录

第一章

概论

第一节　中医妇科疾病外治法的发展简史

中医外治法是中医传统疗法之一，外治法是相对于内治法而言，是除了运用口服药物以外治疗疾病的方法。外治法不良反应较小，使用简便，易于掌握，既可单独外用，亦可结合内治法配合应用，同时还可减少抗生素的滥用，备受历代医家的重视。中医外治法自古在治疗妇科疾病中就有着丰富的经验。

中医妇科疾病外治法始创于东汉末年，发展于唐宋，丰富完善于明清及现代。中医妇科疾病外治法是建立在传统外治法基础上，并在中医妇科体系基础形成之时开始应用的，记载最早见于张仲景的《金匮要略》。张仲景治病将不同的治疗方法灵活运用、按需结合，方法变换皆因证治需要而定。《金匮要略》有"温阴中坐药，蛇床子散"，在妇人杂病中更是运用了多种外治法剂型，辅助药物直达病所，取其速效。中医妇科疾病外治法较完整的记载是在东汉末年。《伤寒杂病论》首次著录了妇科外治坐药及阴道多种外治法，如"妇人经水闭不利……矾石丸主之。矾石三分（烧）、杏仁一分，上二味……纳脏中，剧者再纳之"，创后世妇科外治之先河。后世医家又提出了膏敷法、嗜鼻法、穴位贴敷法、脐疗等妇科外治法。

早在商代的甲骨文中就记载了妇、产疾病。西周时期的《周易》中就有"妇孕不育"和"妇三岁不孕"的记载。我国现存最早、春秋战国时期成书的经典医籍《黄帝内经》，许多篇章中散在地描述了妇女的生理、病理、诊法及孕妇患病服药问题，这些朴素的认识，使中医妇科学理论初具雏形。同时也产生了"白酒和桂以涂风中血脉"等外治法。同时期也有了专业的妇产科医生，如《史记·扁鹊仓公列传》就载有"扁鹊过邯郸，闻贵妇人，即为带下医"。被认为是这一时期所著的长沙马王堆汉墓出土的帛书《五十二病方》也多处记载了妇科治疗方法。而外治方面已经有熏、熨、敷、洗治疗内科、外科、肛肠病的记载。这些都强有力地说明在早期的医学实践中已开始重视并应用外治方法。

隋唐时期，孙思邈《备急千金要方》列妇人三卷，详细论述求子、妊娠病、临产、产后病、月经病、带下病、杂病的证候及治疗方法，收集药方 540 余首，范围已较《金匮要略》及之后方书中所论述的妇科病更为广泛。除局部治疗外，脐疗已受到足够重视和应用。到了晚唐，出现我国妇产科第一部专著《经效产宝》，外治方面记述了催生、下胞衣以及治产后便难及乳肿、乳痈、乳汁自出等病的治法。特别是外敷治乳病的内容更为丰富。如：用丁香末外敷治乳头破碎，酒调药末敷乳痈初起，鲜草药捣烂外敷乳痈，药物煎后用药渣趁热外敷或棉布蘸药汁热敷治乳汁自出，等等。

到了明清时代，妇科的发展更为显著。明清两代中医外科学得到了空前的发展，药物外治法的水平也得到了大幅提高。万密斋一生著作颇丰，在妇科方面以《万氏妇人科》最具代表性，万氏辨证以肝、脾、肾立论，用药以培补气血、调理脾胃为主，认为"妇人经候不调有三：一曰脾虚，二曰冲任损伤，三曰脂痰凝塞"。妇科病外治法虽比内治法安全稳妥，但在具体应用时也必须辨证论治，方能取得较好的疗效。如果虚实不明、寒热不辨、表里混淆、阴阳不分地使用外治法，不但不能取得应有的效果，有时还会导致病情恶化，这是应该特别注意的。清代吴师机《理瀹骈文》，列出了妇科经、带、胎、产、乳及妇科杂病的 30 余种病的膏药 19 首，采用熏、熨、洗、敷等法。吴师机说："外治之理，即内治之理；外治之药，即内治之药。医理药理无二，所异者法也。"外治法对于妇科中外阴、阴道、宫颈或乳房等外露病变部位的疾病，可使药物直达病所、祛解病邪。另外一些口服药物治疗困难或效果不好的妇科疾病采用外治法可发挥内治法不可比拟的效果，或是对内服药的良好补充。

中医外治法历经 2000 年的发展，由萌芽而成形，由成形而发展，由发展而成熟鼎盛，迄今仍在医学领域发挥着重要作用。掌握中医妇科疾病外治法发展的历史规律，继承、挖掘前人的经验，努力提升创新，能使外治疗法更好地服务于人民，推动中医药事业的进一步发展。

第二节　妇科疾病常用外治法

　　中医妇科疾病外治法由于其具有简、便、廉、验之特点，作用迅速，容易推广，便于临床运用，且毒性及不良反应小，使用安全。其中包括针灸、按摩、熏洗、贴敷、膏药、脐疗、足疗、耳穴疗法、物理疗法等百余种方法。治疗范围遍及妇科多种疾病，与内治法相比，具有"殊途同归，异曲同工"之妙，对"不肯服药之人，不能服药之症"，尤其对危重病证，更能显示出其治疗之独特，故有"良工（高明的医生）不废外治"之说。外治法可单独应用，亦可与内治法结合使用，方可得到理想的治疗效果。兹将常用外治法介绍如下。

一、药物外治法

1. 熏洗法

　　功效：用于外阴及阴道肿痛或瘙痒，甚则溃烂后滋水淋漓的病证。有清热解毒、消肿止痛、除湿止痒的作用。

　　用法：将药物 1 剂，加水约 1200mL，煎至 600mL，用干净纱布两层把药液滤出，置清洁盆内，趁热熏洗患部，待温度适中后坐盆 10~15 分钟。1 剂药洗 1 次，1 天 2 次。患处如有溃烂或化脓者，不宜坐盆。

2. 贴敷法

　　功效：用于盆腔急慢性炎症，局部肿块、结节等病变，可用于外阴血肿、溃疡及脓肿切开，也可用于乳痈或回乳，还可用于痛经、产后腹痛、妇产科术后腹痛、不孕症、癥瘕等。有泻火解毒、活血化瘀、软坚散结、温经止痛和促进包块消散的作用。

　　用法：将外治用药的水剂或制成的散剂、膏剂、糊剂，直接或用无菌纱布贴敷于患处，取得治疗作用。常选用清热解毒、行气活血、温经散寒、消肿散结、通络止痛、生肌排脓类中药，随机辨病、辨证择之。水剂者，多以无菌纱布浸透药液贴敷；散剂则可直接撒于创面；膏剂常先涂于无菌纱布，再贴敷患处；若属痛经膏、痛经贴、麝香壮骨膏等中药橡皮膏剂，则可直接贴于患处或经络穴位点；还有将药物制成粗末，加入致热物质，袋装密封，制成热敷剂；或以药物粗末制成湿药包，隔水蒸 15~20 分钟，趁热敷置患处或借用热水袋、电热器、理疗仪甚至食盐、砂土炒热作为热源起热敷作用的。贴敷时间、疗程则据组成药物、所疗病证、治疗目的综合考虑决定。

3. 热熨法

功效：用于寒性疼痛病证。有温经散寒、行气止痛、活血通络的作用。

用法：将药物捣碎，置铁锅内炒热，或用热水调湿药物，趁热装入布袋内扎紧，将布袋置患处热熨，每日数次。

4. 纳药法

功效：用于阴中湿痒或痛痒难忍，或冷痛、白带异常的病证，常用于带下病、阴痒、阴道炎、宫颈糜烂或肥大、宫颈原位癌、子宫脱垂等。有燥湿止痒、解毒杀虫、散寒止痛等作用。

用法：将中药研为细末或制成栓剂、片剂、泡腾剂、胶囊剂、涂剂、膏剂等剂型，纳入阴道，使之直接作用于阴道或宫颈外口等部位，达到清热解毒、杀虫止痒、除湿止带、祛腐生肌等治疗作用。须根据病证及病位辨证用药，选择相关剂型。如：湿热型带下病，可择用黄柏、黄连、大黄、苦参、地肤子、白鲜皮、千里光、青黛、虎杖等清热除湿药，制成栓、片或泡腾剂阴道纳药；宫颈糜烂，解毒祛腐可酌加百部、白矾、蛇床子、硼砂，收敛生肌可选用白及、珍珠粉、炉甘石等。对于栓剂、片剂、泡腾剂、胶囊制剂等，患者可先行阴道冲洗后，自行上药。但粉、膏等涂剂类及宫颈上药，不便于自行操作，通常需医务人员操作，尤其是某些含有腐蚀性药品的制剂，更需直接由医务人员严格按操作程序执行。治疗注意事项同阴道冲洗法。

5. 涂搽法

功效：用于热毒炽盛所致外阴瘙痒肿痛，或化脓溃疡、滋水淋漓的病证。有收敛生肌、祛风胜湿、解毒止痒的作用。

用法：将药物共研细末，用香油或鱼肝油加凡士林调成膏状，先用熏洗剂清洁患处，再涂搽药膏，每日 2~3 次。

6. 冲洗法

功效：用于湿热虫毒所致带下异常、阴中痛痒等病证。常用于外阴炎、阴道炎、宫颈炎、盆腔炎等引起的带下病、阴痒的治疗，以及阴道手术前的准备。有清热解毒、燥湿止痒、杀虫的作用。

用法：以药液直接冲洗外阴、阴道达到治疗目的。治疗性冲洗者，常用量为每次 500mL 左右，倾入阴道冲洗器具内，每日 1~2 次，连续冲洗至自觉症状消失。所用药物据冲洗目的选用，阴道炎患者也可结合阴道分泌物检查结果，有针对性地选用。若为术前准备，可用 1‰新洁尔灭。治疗期间应避免性生活，注意内裤、浴具的清洁消毒。月经期停用，妊娠期慎用。

7. 灌肠法

功效：用于盆腔炎症、产后感染发热、腑气不通而便秘等病证。有止痛行气、清热解毒、泻下通腑的作用。本法可使药物在直肠吸收，增加盆腔血循环中的药物浓度，有利于盆腔及胞中癥积、慢性盆腔炎、盆腔淤血综合征，以及产后发热、大便秘结等病证的治疗。

用法：将药物制成栓剂纳入肛内，或浓煎后保留灌肠，达到润肠通腑、清热解毒、凉血活血、消癥散结等目的。若为中药保留灌肠，可用尿管或小口肛管或一次性灌肠袋，插入肛中 14cm 左右，将温度适中的药液 100mL 徐徐灌入，保留 30 分钟以上。临睡前注入，保留至次晨疗效更佳。每日 1 次，一般以 7~10 天为 1 个疗程。给药前应尽量排空二便，给药后卧床休息 30 分钟，以利于药物的保留。如采用栓剂，可嘱患者每晚睡前自行放入肛内。月经期、阴道出血时及妊娠期需慎用。

8. 坐浴法

功效：用于湿热虫毒所致带下异常、阴中痛痒等病证。适用于阴疮、阴痒、阴痛、外阴白色病变、带下量多、小便淋痛、子宫脱垂合并感染等。有清热解毒、燥湿止痒、杀虫的作用。

用法：中药煎取汤液 1000~2000mL，趁热置于盆器内，患者先熏后坐浸于药液中，起到清热解毒、杀虫止痒、消肿止痛及软化局部组织的治疗作用。常以清热解毒药物如白花蛇舌草、大黄、黄柏、连翘、苦参、土茯苓、蛇床子等为主，方如蛇床子散、塌痒汤、狼牙汤等。每日 1~2 次，每次 15~30 分钟，药液不可过烫，也不宜过浓。坐浴后一般不再用清水冲洗，亦无需拭干，待其自然吸收，以利药效的充分发挥。凡阴道出血或患处溃烂出血、月经期禁用，妊娠期慎用。注意浴具分开，以防交叉感染。

9. 宫腔注入

功效：用于湿热瘀阻所致盆腔炎、输卵管阻塞、宫腔粘连等病证。有清热利湿、活血化瘀的作用。本法能使宫腔及输卵管腔内保持较高的药物浓度，有改善局部血液循环、抗菌消炎、促进粘连松解及吸收，以及加压推注的钝性分离等综合治疗作用，已成为目前治疗宫腔、输卵管阻塞或粘连的有效方法之一。

用法：将中药制成注射剂，常规外阴、阴道、宫颈消毒后，将药剂注入宫腔及输卵管腔内，以了解输卵管畅通情况，或治疗宫腔及输卵管粘连、阻塞造成的月经不调、痛经、不孕症等。治以活血化瘀为主佐以清热解毒，如丹参、当归、川芎、红花、莪术、鱼腥草等，常用中成药注射液有复方丹参注射液、复方当归注射液、鱼腥草注射液等。药量为 20~30mL，注射时观察有无阻力、药液回流、患者有无腹痛等情况。本法应在月经干净后3~7 天内进行，可隔 2~3 天 1 次。经后至术前禁止性生活。

10. 中药离子导入

功效：用于湿热瘀阻所致盆腔炎、输卵管阻塞、宫腔粘连、盆腔粘连、子宫内膜异位症、陈旧性宫外孕、外阴炎等病证。有清热利湿、活血化瘀的作用。

用法：此法是根据离子透入原理，运用中药药液，借助药物离子导入仪的直流电场作用，将药物离子经皮肤或黏膜导入盆腔或胞中，并在局部保持较高浓度和较长时间，使药效得以充分地发挥。本法多选择清热解毒、活血化瘀类药组方，药味少而精，一般 2~3 味为宜，也可用 1% 黄连素或复方丹参注射液。使用时用纸吸透药液，置于消毒的布垫上，放在外阴，接通阳极。另用无药的湿布垫放在腰骶部，接通阴极。开动治疗仪，电流为 5~10mA，药物离子从阳极导入。每次 20 分钟，每日 1 次，疗程据病情拟定。

二、非药物外治法

1. 针刺

功效：用于月经不调、胞衣不下、妊娠呕吐、闭经、多种证型的多囊卵巢综合征等疾病的治疗。用于治疗月经先期、后期、不定期等类型的月经不调，虚寒型、肾虚肝郁型、心肾不交型、脾肾两虚型等多种类型闭经，肝肾亏虚型、血热型、心肾不交型、肾阴虚、肾阳虚、肾阴阳俱虚型等多种类型的围绝经期综合征、各型胞衣不下、血瘀气阻型产后晕厥、各种证型阴痒、湿热下注型阴疮、子宫脱垂、痰瘀互结型多囊卵巢综合征、脾肾阳虚型更年期肥胖等疾病。具有调理冲任二脉、调和气血、通经活络、理气止痛的作用。

用法：针刺治疗是根据"经脉所过，主治所及"的循经原则选取适当的腧穴配伍相应的针刺手法进行治疗的方法。需根据病证及病位辨证用穴，选择相关穴位，如：肝郁气滞配期门、太冲；肾阴虚配肾俞、太溪；胸胁胀痛者配支沟、内关、阳陵泉；腰骶疼痛者配次髎；血虚型配中脘、下脘、气海；气虚型配关元、隐白、神阙；腰酸腿软者配曲泉；肾阴阳两虚配太溪、命门。

注意事项：①勿在饱食、饥饿、过度紧张状态下针刺，以防晕针。②注意进针深度及角度，避开内脏以及大血管部位。③针刺前严格消毒，避免感染。④治疗期间保持心情愉快，忌食生冷、油腻，避免剧烈运动、过度劳累和受寒。⑤晕针患者慎用。

联合应用：临床中常联合艾灸、红外线、电刺激等方法治疗，以增强穴位刺激，起到促进药物渗透或加强其他治疗方法的效应。如：温针灸不仅具有针灸通络、止痛的功效，还具有艾灸温阳、行气的功效，在治疗痛经、闭经、多囊卵巢综合征等疾病中具有明显疗效；薄氏腹针加红外线，用于治疗子宫内膜异位症导致的痛经；电针疗法适用于痛经、胰岛素抵抗型多囊卵巢综合征；联合耳穴压豆达到双重刺激的作用，适用于痛经等。

2. 灸法

功效：用于月经不调、痛经、多囊卵巢综合征等疾病的治疗。用于治疗脾肾两虚型、痰瘀互结型多囊卵巢综合征，先后不定期型月经不调，脾肾阳虚型崩漏，冲任失固型胎位不正以及产后诸虚、先兆流产、慢性盆腔炎、子宫脱垂等。具有温经活络、祛寒散瘀、行气止痛、调和阴阳、解除疼痛的作用。

用法：灸法分为单纯温和灸、艾灸、隔药灸、隔姜灸、隔盐灸等不同种类。通过在特定穴位进行艾灸，不仅使灸法的热力直达病所缓解疼痛，而且具有刺激经络穴位的作用。须根据病证及病位辨证用穴，选择相关穴位，如：脾胃虚寒者灸足三里、中脘、下脘、天枢；痰湿明显者灸丰隆、水道；脾肾两虚型灸腰俞、腰阳关、命门等。

注意事项：①皮肤有炎症或受伤者禁用。②出现过敏及时取下。③艾灸时注意观察施术部位，防止烫伤。

联合使用：灸法可与穴位贴敷联合使用，以促进贴敷药物的渗透，增加其温热之性。其中雷火灸作为特殊的一种灸法，较艾灸的火力更大，渗透较强、见效较快，能更好地治疗寒湿导致的多囊卵巢综合征、痛经等疾病。

3. 刮痧

功效：用于先后不定期、后期型月经不调，肥胖型多囊卵巢综合征等疾病的治疗。用于治疗肾阴虚、肾阴阳两虚型围绝经前后诸证，以及气滞血瘀型痛经等疾病。具有调气行血、活血化瘀、舒筋通络的作用。

用法：通过特制的器具，在辨证施治的基础上，采用适宜的补泻手法在体表经络皮部进行刮拭，通过刺激皮部，使皮肤出现潮红、紫红色变化，或粟粒状血斑，或血疱等痧象，并伴有局部热感或轻微疼痛，从而达到疏通经络、活血化瘀、清除血瘀痰浊、调整经络及其所属脏腑失衡状态的治疗目的。

注意事项：①治疗应遵循从上到下、从内到外、先阳后阴的原则进行，多选取足太阳膀胱经、手少阴心经和足少阴肾经循行部位。②治疗期间观察患者的反应，防止晕痧，刮痧力度以患者耐受为宜，不强求出痧。③刮痧结束后给患者饮温开水，嘱其饮食宜清淡，注意保暖，3 小时后再沐浴。④在痧斑消退之前，不宜在原处再次刮拭。⑤皮肤破损者禁用。⑥刮痧后避风寒，勿洗澡。

4. 推拿

功效：用于月经后期、痛经等疾病的治疗，用于治疗寒湿凝滞、气滞血瘀等多种证型的继发性闭经、难产等疾病。具有改善气血运行、疏通经络、缓解疼痛的作用。

用法：推拿按摩种类多，如捏脊、循经推拿、脏腑推拿、导引推拿、身心按摩、点穴、局部推拿（如足底反射区推拿、腰骶部推拿、梨状肌推拿）、其他特色推拿等。推拿具有操作简单方便、患者易于接受、临床疗效显著、安全性高等优势，值得临床推广应用。常从长强穴捏起，沿督脉走向至大椎穴，重点提捏脾俞、胃俞、肝俞、膈俞、气海俞、关元俞、肾俞等部位按揉治疗。

注意事项：①手法应均匀、柔和、深透、有力，以透热为度。②皮肤有炎症或受伤者禁用。③治疗期间忌生冷饮食，避风寒，调畅情志。

联合使用：常与热敷法同用，增加敷药的渗透作用，促进按摩部位的治疗。

5. 穴位埋线

功效：用于闭经、肥胖、子宫脱垂、多囊卵巢综合征等疾病的治疗。具有持续刺激经络、平衡阴阳、调和气血、调整脏腑的作用。

用法：将可吸收的羊肠线埋入穴位内，通过羊肠线在体内软化、分解、吸收的过程中发生的生物化学变化，从而对穴位产生柔和、缓慢的刺激作用，最终达到疏经通络、调和气血、解痉止痛的目的。根据病证及病位辨证用穴，选择相关穴位。如：脾虚埋线于足三里、脾俞；痰湿较重埋线于丰隆、三阴交、水道；肝郁气腑埋章门、蠡沟、太冲；热结肠腑埋曲池、上巨墟等。

注意事项：①治疗前不要过度紧张，以防晕厥。②操作时应严格无菌操作，防止感染。埋线时要掌握好深度，并避开大血管和神经干。③同时要注意术后反应，如有感染或过敏现象应及时处理。④咐患者埋线当天不可洗澡、不要出汗，8 小时内针孔不与水接触。

6. 耳穴压豆

功效：用于治疗各种疼痛性疾病、各种炎症性疾病、内分泌紊乱及功能紊乱性疾病、过敏及变态反应性疾病，如更年期综合征、肥胖、月经不调、失眠、高血压等。

用法：此法是用胶带将药豆精确地粘贴于耳穴处，给予适当的揉、按、捏、压，使其造成酸、麻、胀、痛等刺激性磁感应，以达到医治目的的一种外治疗法。别称耳轮穴区被压迫治疗法。从耳轮的解剖学关联来了解，耳轮神经分布十分丰富多彩，包含了耳大神经、枕小神经、耳颞神经、迷走神经、舌咽面混合神经；另外《黄帝内经》提出的"足太阳膀胱经的支系到耳上角，足阳明上耳前，足少阳下耳背，手少阳支系到耳里，手太阳的支系到耳上角，手阳明别络入耳中，阴经则通过其别支合于阳经而与耳部相通"，表明了五脏六腑、十二经脉均与耳朵联系密切。

注意事项：①注意防水，防胶布潮湿、脱落。②每次按压 1~2 分钟，每天按压 3~5 次，按压力度以感到酸麻胀或者发热感为宜。③耳郭有炎症、冻伤者禁用；孕妇慎用。

第三节 外治法的作用机制与特点

一、外治法的作用机制

中药外治法与内治法一样，均是以中医的整体观念和辨证论治思想为指导，运用各种不同的方法将药物施于皮肤、孔窍、腧穴等部位，以发挥其疏通经络、调和气血、解毒化瘀、扶正祛邪等作用，使失去平衡的脏腑阴阳得以重新调整和改善，从而促进机体功能的恢复，达到治病的目的。"治虽在外，无殊治内也。"究其作用机制不外乎整体作用、局部作用二端。现就传统认识和有关现代研究择述于后，以便于临床应用研究的进一步开展，弘扬中药外治疗法，造福于患者。

（一）整体作用及其机制研究

整体作用是指在某一特殊部位施以外治，通过药物的吸收或局部刺激所引起的整体药理效应或全身调节作用。因此，它又可分为药物的直接作用和间接作用两种。

1. 直接作用及其机制研究

直接作用是指药物透过皮肤、孔窍、腧穴等部位直接吸收，进入血络经脉，输布全身，以发挥其药理作用而言。如：药物施于脐部，气味入血，通过血脉运行全身，可改变五脏六腑的病理状态。"则知由脐而入，无异入口中"。实践证明，该疗法对多种疾病有肯定疗效，其在各科临床中的运用日趋受到重视。又如：纳肛灌肠疗法，药施于大肠，由肠内吸收入血脉，输布周身以治疗疾病。古有仲师蜜煎导方治疗津枯便结，今人用于中风、高热、昏迷、关格、泄痢等急危重症多收良效。上海市传染病医院根据《急救广生集》"热病发黄，瓜蒂为末，以大豆许吹鼻中……流出黄水乃愈"的经验治疗病毒性肝炎，叶天士用平胃散炒熨治痢疾，常山饮炒鼻嗅治疟，等等，均是中药外治药物直接作用的例证。随着人们对中药外治机制认识的提高，它必将会更广泛地应用于临床各科。

随着中医现代化的发展，中药外治机制的现代研究也日益受到重视，并取得了一定的成绩。现仅从两个方面概述如下。

（1）药物吸收机制的研究　这一研究的开展对中药外治疗法，尤其是内病外治的研究提供了客观依据，对指导中药外治途径的选择和新型外治制剂的研制有着重要意义。

皮肤吸收：中医皮肤给药的特色在于经穴外敷。现代研究表明，贴敷部无皮下脂肪，表皮角质层较薄，脐下双侧有腹壁下动脉和静脉及丰富的毛细血管网，故药物易于穿透、弥散而被吸收。因此认为，药物经皮肤吸收的途径主要有：①通过动脉通道、角质层转运（包括细胞内扩散、细胞间质扩散）和表皮深层转运而被吸收，药物可通过一种或多种途径进入血液循环。②水合作用：角质层的含水量为环境相对湿度的函数。中药外贴，"形附外而不离""气闭藏而不泄"，局部形成一种汗水难以蒸发扩散的密闭状态，使角质层含水量由 5%~15% 增至 50%，角质层经水合作用后，可膨胀成多孔状态，易于药物穿透。实践证明，药物的透皮速率可因此而增加 4~5 倍，同时还能使皮温从 32℃增至 37℃，加速血液循环。③表面活性剂作用：如膏药中所含的铅皂是一种表面活性剂，可促进被动扩散的吸收，增加表皮类脂膜对药物的透过率。④芳香性药物的促进作用：在外治方药中，冰片、麝香、沉香、檀香、菖蒲、川椒、白芥子、姜、肉桂之类芳香药物，几乎方方皆有。现代用离体皮实验表明，芳香性药物敷于局部，可使皮质类固醇透皮能力提高 8~10 倍。说明我们的先贤多取芳香类药物为主进行外治，是有其深刻道理的。

近年来，人们还将透皮吸收促进剂引进中药外治领域，使药物呈分子或亚分子状态均匀地分布于基质中，以利于迅速、均匀地透皮吸收进入血液循环。如常州仿照国外"透皮治疗系统"研制的复方洋金花止咳平喘膏，具有防护膜活性胶质、控制释放的微孔膜和含药黏附层等结构，可使药物控制释放持续 72 小时。这样，既促进了外用药物的吸收，又保持了血药浓度的稳定。这些都对今后外治制剂的改革有重要启迪。

灌肠吸收：现代医学对大肠的生理和肠道给药的吸收、转送过程已有较明确认识。正常人大肠吸收液体的能力为每日 4~6L，在病理状态下仍然很强。直肠给药吸收有两个途径：第一是通过直肠静脉经门静脉进入肝脏，然后进入大循环；第二是通过中直肠和下直肠静脉进入下腔静脉，绕过肝脏而直接进入大循环。其特点一是减少药物在肝脏中发生化学变化，能较好地保持药物效力的完整性；二是吸收快、奏效速。研究表明，大肠给药的吸收速度较口服为快，其黏膜吸收在用药之后立即开始。有人将安定注射液注入直肠，10 分钟血中浓度即达到高峰，与肌内注射效果相当，甚至不亚于静脉给药。另有人以清瘟败毒饮直肠点滴与口服对高热家兔的解热作用进行对照观察，发现直肠给药较口服给药显效快（$P<0.05$），直肠给药后 1~2 小时家兔体温就可恢复正常，而口服 4 小时后，体温还未降至正常

值。这些研究，丰富了中医外治的内容，尤其对中医急症的开展，提供了一条新的思路。

鼻腔吸收：无论是取嚏法、喷鼻法，还是滴药法、塞药法、闻药法等，都是通过鼻黏膜的吸收途径而起到治疗作用的。国外研究表明，鼻黏膜有反射作用，当刺激有关部位时，可产生生理和治疗效应。鼻黏膜表面积约 $150cm^2$，其上分布有丰富的血管，鼻黏膜上的纤毛可增加药物吸收的有效面积。因此，鼻腔用药对某些疾病有较好疗效。

口腔吸收：口腔黏膜血管丰富，口腔给药可使药物在口中含化溶解经黏膜表面扩散，通过毛细血管吸收进入血液。因口腔黏膜对某些药物吸收较快，有时仅次于静脉注射及雾化吸入。如中药麝香酮舌下含化、心绞痛宁舌下含化等，通常均在几分钟内即可缓解心绞痛。

眼部吸收：据有关文献记载，结膜中有很多血管和淋巴管，当受到药物刺激时，通常血管就会扩张而加速药物的吸收，但这是否是治疗眼以外疾病的主要机制，尚有待进一步研究。

肺部吸收：肺部对药物的吸收，主要是通过吸入气雾剂实现的。当药物雾化成粒径为 $0.5{\sim}1\mu m$ 的颗粒，经口腔喷入可直达肺泡囊，不但能迅速起局部作用，也可很快吸收而起全身作用，其吸收速度甚至不低于静脉滴注法。因肺泡是空气血液进行交换的场所，它的特殊解剖结构使肺成为一个巨大的吸收部位。人的肺泡总数为 3 亿 ~4 亿个，总面积可达 $100m^2$ 左右，而肺泡细胞间质中有着致密的毛细血管，肺泡壁和毛细血管壁两层膜间隔仅为 $0.5{\sim}1\mu m$，这样，肺泡内药物就能很容易进入血液循环。此外，分布于肺泡的毛细血管总面积约达 $90m^2$，而通过肺的血液循环量又很大，这些都是促进肺部对药物迅速吸收而发挥全身治疗作用的重要因素。

以上研究，几乎完全充实了中药外治"切于皮肤，御于内理，摄于吸气，融于渗液"的理论。表明施用外治药物能迅速经皮肤、黏膜等处的渗透扩散，吸收入血的可靠性，也为今后开展中药外治的研究提供了重要借鉴。

（2）作用机制的现代研究　中药外治之所以能够防治疾病，是因为它有与内治同样的作用机制，从目前研究概况看，中药外治除药物直接进入血液循环系统发挥其本身的药理作用外，还有调整各系统组织器官功能和机体免疫功能等作用。

提高机体免疫功能：这一作用机制已被各地临床应用和实验研究所揭，如 20 世纪 70 年代上海市传染病总院用甜瓜蒂末喷鼻治疗病毒性肝炎，发现用药后能提高机体细胞免疫功能，淋巴细胞转化率和淋巴细胞绝对数均有明显增高，从而起到退黄和改善肝功能的作用。中国中医研究院在古方的基础上研制出"冬病夏治消喘膏"，治疗喘息型支气管炎、支气管哮喘效果良好，被各地广泛采用。据不完全统计，类似该方法的治疗报道就达二十余篇。从文献资料看，某些中药贴敷于体表腧穴，可使机体细胞免疫和体液免疫等大大提高，增强机体抗感染、抗过敏的能力。贴药后的患者，均有感冒减少、过敏现象消失或减轻、消化功能增强、体力增加等。艾灸的实验研究更加明确了这一机制，研究发现，施灸后可使免疫体大量产生溶血素、凝集素、沉降素，显著增加白细胞数量，提高白细胞的吞噬能力，增强机体免疫力和对各种疾病的抵抗能力。其他如中药压耳、脐疗、灌肠、磁场中药离子导入、中药透皮等对机体免疫功能均有一定调节作用。由此可见，中药外治法提高机体免疫功能的途径是多方面的，但主要是通过不同程度地增强网状内皮系统功能活动、增加体内各种特异性抗体及非特异性抗体等作用而实现的。

对血液系统的调整作用：这项研究以灸法和磁疗为多。灸法可使白细胞、红细胞数量显著增加，甚至成倍增加；使血沉速度下降，如灸前约为 50mm/h 者，灸后可降至 15mm/h 或更低，这一指标的改善与艾灸对风湿性关节炎、类风湿关节炎、结核病等血沉升高性疾病的临床疗效是一致的。艾灸还可使血液凝固时间缩短，增加止血作用，故灸法对痔疮出血、鼻衄、子宫出血、眼底出血等出血性疾患，常获良效。对血压则有双向调节作用，可使高血压逐渐降低，低血压逐渐升高。鞍山市汤岗子理疗医院、解放军301 医院等研究表明：磁疗可使全血黏度减少、血脂降低，以治疗高脂血症和高血压等疾病。而熏蒸、热浴、熨敷等法对机体有物理温热刺激，亦可扩张局部毛细血管，加速血液循环，对血液成分起到调整作用。

对神经、体液及内分泌的影响：前面所述的冬病夏治哮喘膏，之所以对各种哮喘有效，是和贴敷法能提高丘脑－垂体－肾上腺皮质系统的内分泌功能分不开的。灸法对神经具有兴奋和抑制的双向调节作用，可使功能低下、衰弱或麻痹的神经得以兴奋，或使由于过敏而引起疼痛、痉挛的神经得以镇静。所以灸法不仅对神经痛、头痛、胃痉挛等均有良效，而且对神经麻痹、半身不遂也有效。灸法对体内各种病态的分泌腺也有调整作用，以纠其太过与不足，如：对胃液量多者起抑制作用，对胃液量少者可促使分泌；对胆汁、唾液也有同样作用；作用于睾丸、卵巢，能使雄激素和雌激素分泌增加。

此外，中药外治对内脏组织器官也有一定调节作用。如：灸法可调整肾功能，有促进利尿的作用；压迫耳穴可使胆液分泌增加、促进胆道平滑肌收缩有利于结石的排出等。以上这些，仅是近年来中药外治法中部分外治法的一些机制，而更多的中药外治法的更深刻的机制还有待进一步深入探讨。

2. 间接作用及其机制研究

间接作用是指药物对局部的刺激，通过经络系统的调节而起到纠正脏腑阴阳气血的偏盛偏衰、补虚泻实、扶正祛邪等作用以治疗疾病。它首先表现在药物施于体表、腧穴、孔窍等处，对局部产生一定的刺激，可通过经络将这一刺激信息传入内脏或至病所，发挥调节或治疗效应；其次是促进药物直接治疗作用的发挥，这是因为中药外治除了施药外，还有辅助的温热刺激、化学刺激和机械物理刺激等以加速血液循环，促进药物的渗透、吸收和传播，而增强全身效应。如吴师机治疗阴寒证，除用炮姜、附子、肉桂、麝香、吴茱萸末等包裹放入脐内，上盖生姜片、葱根外，另用熨斗熨之或烙铁烙之，吴氏认为是"逼药气入肚"。现代所用的中药电离子导入法、中药透皮法、中药电热熨法、电热药物温通法等，其中熨之、烙之、电导、温通透皮等，无不属间接作用的具体运用。实践证明：这一间接作用的运用，对提高临床疗效大有裨益。

现代研究表明：药物对体表某一部位的刺激可通过反馈原理将刺激信息传入体内相应的部位，而起到生理或治疗效应。如耳压对耳穴的机械刺激可通过末梢神经传入大脑皮层的相应区域，从而抑制或减弱了原有的病理兴奋灶，使大脑皮层的兴奋与抑制趋于平衡，以获得疾病的痊愈或好转。此外，耳压对体液成分也有调节作用，而其镇痛作用的产生与内源性吗啡样物质的产生有关。随着对耳压机制的深入探讨，耳压疗法将更广泛地用于各种疾病的防治和保健。据了解，耳压疗法专著约 5 种左右。这些专书的问世，无疑对耳压疗法将有一定推动作用。

此外，从某种意义上讲，中药外治，特别是外敷于腧穴、病变局部（针灸称阿是穴）的中药，可通过经穴 - 内脏相关的途径，作用于体内的各个系统而起到多系统、多器官、多途径、多环节的调整作用，这也包含间接作用在内，在有关方法和章节中予以详述。

（二）局部作用及其机制研究

局部作用是指药物对病变局部的治疗作用而言。如疔、疮、疖、痈外敷如意金黄膏以清热解毒、消痈散结，跌打损伤外敷云南白药以活血通络、消肿止痛，中药保留灌肠治疗结肠炎、直肠溃疡等，均是药物对病灶局部作用的体现。

中药外治局部作用的现代研究，主要有以下几个方面。

（1）采用各种不同方法，对外治中药进行药理分析，以指导临床治疗。如：黄连、黄柏、金银花、连翘等中药均有抗菌、抗病毒的化学成分，因而，对局部有良好的抗感染作用；而蛇床子、射干、菖蒲、木通、知母等对皮肤真菌有杀灭或抑制作用，因而被广泛运用于头癣、甲癣等的外治中。

（2）对外敷药祛腐生肌作用的研究发现，"生肌"作用对伤口修复过程的影响主要有三个方面：①促进细胞的增生分化与肉芽组织的增长速度，在一定程度上可加快伤口的愈合速度。②促进巨噬细胞的游出，据观察肉芽组织切片所见，外用中药组内含较多的巨噬细胞，明显区别于对照组（外敷双层灭菌凡士林纱条组）伤口内的巨噬细胞，除具有吞噬细菌、异物和坏死组织碎片，提高局部的抗感染能力外，还能分泌促成纤维细胞增殖的物质，并有调节胶原代谢的作用，对伤口愈合有重要意义。外用生肌药物能减少瘢痕形成，其防止瘢痕形成的机制与促进巨噬细胞游出有一定关系。③改善创面血液循环，增加局部血、氧供给，加速创面新陈代谢，促进创面愈合。

（3）通过对烧伤外敷中药所含鞣质的毒性实验研究发现，缩合鞣质毒性低，对肝脏没有或仅有轻度损害；水解型鞣质毒性高，对肝脏有严重损害。此研究为大面积烧伤早期创面治疗，提供了合理选用收敛结痂中草药的理论根据。

目前对中药外治法作用机制的认识，已有一个良好的开端，为应用、研究的开展提供了一定的客观依据，但无论是中医还是西医学对此的认识，均不够全面和系统，尚有待于深入探讨和进一步提高。

二、中药外治法的特点

（一）直达病所，奏效迅捷

中药外治法施于局部组织内的药物浓度高于其血液浓度，故发挥作用充分，局部疗效明显优于内治，且取效迅捷。如气雾剂用于平喘，肛点灌肠用于慢性结肠炎及痢疾，肛栓、阴道栓剂应用于痔疾及阴道炎等均有殊效。中药外治应用于皮肤肌表疾患则更具明显优势。如跌打损伤以熏洗及酒酊剂治之、烧伤烫伤以洗搽剂或喷雾疗法治之，其效果绝非内治所可比。诚如徐大椿所说："若其病既有定所，在皮肤筋骨之间，用膏贴之，或提而出之，或攻而散之，较服药尤捷。"直达病所、奏效迅捷，为中药外治法最为显著的特点。随着中药外治疗法的不断增多和逐渐完善，其局部治疗作用必将进一步延伸和加强，外治的这一特点也将更为突出。

（二）多途给药，随宜施用

内治口服给药，由于给药时间及剂量的关系，药物浓度在血液中不能保持恒定，另外药物经口腔进入血液后，沿途受到化学物质或酶的分解破坏作用，达到病所已所剩无几，使疗效受到影响。而外治法则多无此弊。因外治疗法具有多种可供选择的治疗途径，对于不能口服药物，或鼻饲困难，或儿童难以服药，以及久病体虚或脾胃运化功能障碍、难受攻补之人，均无过多禁忌而可随宜施用，每能起到内治所不能起到的作用，以补内治所不逮，因而丰富了临床治疗手段。应用时可单独选择一种外治疗法，或多种外治疗法共同施用，必要时与内治法联合运用，定能使疗效大大提高。

（三）种类繁多，适应证广

中药外治法历史悠久，经过漫长的岁月和历史的验证，不断总结和创新，方法日益增多，有些疗法已涉及医学的最新前沿。目前中药外治法已发展到130余种，大体分为急救外治法、五官九窍外治、腧穴外治、皮肤外治、病变局部外治、现代外治法等数大类别，应用于临床各科，适应证极为广泛。仅药物贴敷一种疗法即可治疗面瘫、高热、疟疾、咳喘、腹痛、心绞痛、风湿痹痛等数百种疾病。许多中药外治法，如药物兜肚、药枕、药褥、药被、药衣疗法等，不但可用于治疗疾病，还可健脑益聪、强身健体，具有较高的保健价值。

（四）廉便效验，易于推广

中药外治法一般所需药物剂量较小，无需特殊的仪器和设备，故可以节省大量药源，减少开支，也便于操作，易于掌握，甚至很多外治疗法皆可随地取材，无需耗资，且操作极为简便，凡经言传身教或通过文字介绍，很快即可掌握要领，无论是医务工作者抑或患者本人及其家属，多可兼学并用，随学随施。因其操作简便、易学易用，利于普及推广，深为广大群众所喜用。

（五）使用安全，毒性及不良反应小

中药外治法一般兼有刺激作用与药效作用，所需药量远小于内服药量。另外，对于某些疾病往往采用患病局部或病位相邻以及关系密切部位施药，在局部形成较高的药物浓度，而血中药物浓度则甚微；有的外治法即便通过人体直接吸收而发挥作用，也因其选择性强，或直接进入大循环，避免了药物对肝脏及其他器官的毒害作用；而脐敷、耳压等疗法则几乎无毒害作用，更为安全可靠。

第四节 提高外治法临床疗效的思路与方法

中药外治法，是中医治疗学的重要组成部分，它是以中医基础理论为指导，包括所有中草药制剂除口服外，施于皮肤、孔窍、腧穴及病变局部等的各种独特治疗方法。其种类已达 150 余种之多，较内服法更为丰富而实用。

中药外治，简、便、廉、捷、验，故千载而不衰。它不仅在外伤、骨伤、皮肤、五官、肛肠等外部疾病的治疗中展现了中医学一大特色，而且对内、妇科病证也有显著疗效，尤其对老幼虚弱之体、攻补难施之时或"不肯服药之人""不能服药之症"尤为突出，中药外治与内服法有殊途同归、异曲同工之妙，更有内服法所不及的诸多优点。对一些疑难杂症，也往往获得令人惊奇的效果。由此可见，中药外治是一个值得系统整理、加强研究的重要课题。现就提高其临床疗效的思路与方法之管见，分述于后，以抛砖引玉，推动中药外治法临床研究的不断发展。

一、施药之要首当辨证

外治之理即内治之理，外治之药即内治之药。由此可见，坚持中医基础理论为指导，严格遵循辨证论治的原则，是提高中药外治临床疗效关键之所在。外治之宗吴师机强调指出，中药外治必须"先辨证、次论治、次用药"，并申明辨证有五：一审阴阳，二察四时五行，三求病机，四度病势，五辨病形。精于五者，方可辨证分明。辨证是施治的前提和依据，只有确定疾病的阴阳、表里、虚实、寒热之属性，抓住本质，把握病证的标本缓急，才能正确施治，达到预期效果。如：泄泻一病，若症见暴注下迫、肛门灼热、粪便臭秽难闻、舌苔黄腻、脉滑数者，属湿热下注，当用葛根芩连汤等汤药灌肠治疗；若大便清稀、完谷不化者，属脾胃虚寒，则选用温中祛寒药物敷脐为第一捷法。再如：小儿发热，表热者取鲜薄荷叶捣烂成团，揉擦迎香、合谷以疏散风热；表寒者宜荆防麻桂煎汤沐浴全身以发散风寒。只有如此，才能使中药外治疗法有据可依、有法可循，取得相应疗效。否则虚实不辨、寒热不明、表里混淆、阴阳不分，不但难以奏效，反会有碍疾病的康复。

二、根据病变部位与病情需要确定给药途径

病有在表与在里、局部与整体之别，而外治给药亦有施于体表、腧穴、五官九窍及病变局部之不同。因此，正确选择外治的给药途径与方法，有的放矢，是提高中药外治临床疗效的又一重要环节。临床上确定给药途径的基本原则可归纳为以下四条：①根据藏象学说，选取窍道给药途径。五脏与六腑互为表里，各司其窍，脏腑有病可反映于窍道，窍道给药又可作用于所属脏腑，以补偏救弊、调整阴阳，达到治疗内在脏腑病证之目的。常用的方法有点眼、㗜鼻、吹喉、滴耳、灌肠等。以肺脏为例，肺居上焦，主表，开窍于鼻、咽，属肺系，鼻、咽喉的通气和嗅觉、发音功能与肺的生理活动密切相关。因此，临床上对肺部及肺系疾病选用滴鼻、嗅闻、塞鼻、㗜鼻、雾化吸入等外治法进行治疗，多收良效。正如吴师机所说"大凡上焦之病，以药研细末、㗜鼻取嚏发散为第一捷法"。②根据腧穴功能，确定施药部位。不同的穴位有不同的功能与主治，尤其是某些特定腧穴，对相应的脏腑病证有着特殊治疗作用。准此，选穴外治，有的放矢，针对性强，同时还能起到对经穴刺激和药物的透皮吸收之双重治疗作用。比如：喘促不解可取地龙注射液行肺俞、定喘等穴封闭以肃肺定喘，缓其标急；呃逆不止可取内关、膻中穴用中药外敷以和胃降逆。从临床实践看，穴位贴药、穴位注射等确实较单纯的针剂、药物肌内注射或穴位按摩等奏效快、疗效高。③根据病证特点，确定全身与局部给药。当疾患局限于体表或某一部位时，选择局部给药，可使药物直达病所，奏效速捷。如：治疗疮、疖、疔毒，可选取如意金黄散外敷，以清热解毒、消肿散结；对于颈、腰椎疾患，宜采用中药电离子透入、薄贴、热熨、药物灸治等局部外治给药法；而一些皮肤病和部分内科疾病，如感冒、麻疹、痹证、半身不遂等，则宜分别选用药浴、药衣、药榻、药被等全身体表给药法。④根据病情需

要，宜多途径给药或多法并举。如：抢救高热昏迷，当在用开关散嗜鼻取嚏的同时，配合安宫牛黄丸鼻饲、醒脑静肌内注射以加强清心开窍之力；中风脱证当艾灸配合静脉滴注生脉针、黄芪针等综合治疗，以增强益气回阳固脱之功。

三、精究剂型作用特点，合理选用外治剂型

中药外治剂型繁多，除传统的丸、散、膏、丹等外，近年来又开发出了气雾剂、灌肠剂、膜剂、乳剂、熨剂、注射剂等。各类剂型由于制方不同，作用特点各异。临床使用时必须合理选用，才能充分发挥剂型的疗效特点，如：冠心病、心绞痛、哮喘发作时，宜选用气雾剂，以求急治其标；对虚寒型胃痛和痛经，则宜用热熨剂或艾灸以温经止痛；对慢性消化功能障碍、内脏功能减退等则宜肚兜剂或脐疗剂长期用之，缓图其效。再如配剂，由于酒精涂在皮肤上容易挥发，溶于酒精内的药物不易渗透到深部肌肉组织，故只适用于皮肤体表疾患；又由于酒精有刺激性，故凡溃破后的疮疡及糜烂者均不宜用。又如：用花椒油调敷龟板散，有杀虫、减少渗液、保护创面、促进创面愈合的作用，但若使用油蜡膏或其他调剂调敷则往往不能收到上述效果，而且常因创面渗出物的滞留刺激患部周围皮肤，使浸淫加重。可见剂型的选择合理与否，直接影响到疗效的高低，必须引起足够重视。

四、因人因时因地制宜

中医学认为"天人相应"，大自然千变万化、寒暑交替，时刻都影响着人体的生理与病理，而人体本身又有禀赋、体质、性别、年龄的不同，以及生活习惯和环境等差异，因而运用外治疗法，就必须注意到自然因素和人的因素，即所谓因时、因地、因人制宜。也就是说，不但要区别老幼、男女、体质的强弱，而且要结合季节、气候、地域的不同，以选择最佳的外治方法。同患风寒感冒之人，小儿脏腑娇嫩、形气未充，宜用紫苏叶、葱白、生姜、淡豆豉加水煮沸，让患儿吸其蒸气，汗出自解；而老人气血

已衰，可用搐鼻取嚏、生姜擦背、垠热姜敷额，禁用外治峻汗之法，如蒸气浴等。对孕妇则禁止在腰腹部使用刺激性强的外治法。再者，同一种疾病，在不同的季节，外治用药也当有所区别，如吴师机治疗四时伤寒的伤寒通用方，春夏加石膏、全枳实，秋冬加细辛、桂枝，就充分体现了这一精神；对麻疹欲出不透者，在夏季气候炎热时，宜用紫背浮萍、椿树皮、西河柳、生姜煮水擦洗，而冬季气候寒冷则应采用熏汽疗法。

我国地域辽阔，各地四季气候差异悬殊，因而在运用中药外治时，必须结合当地气候特点，确立相应的用药原则。如：同是小儿外感风寒高热，在使用辛温解表剂灌肠时，在西北严寒地区宜重用，而在东南湿热地区则宜轻用，免致汗伤正。

临床上运用中药外治法，除应熟练掌握上述方法要领外，还必须根据病情需要及所选外治疗法在某病中的地位、疗效等，有的放矢，灵活选配针灸、推拿等其他外治疗法或与内治相结合，以提高疗效，促进患者早日康复。

第二章

临床应用

第一节　月经不调

凡月经的周期、经期、经量、经色、经质等发生改变，以及伴随月经周期出现不适症状的疾病，称为"月经病"，也称月经不调。月经不调，是妇科常见疾病，凡外感六淫、内伤七情，以及房事不节、饮食劳倦，或受其他疾病的影响均可引起月经不调。

《本草纲目》云："女子阴类也，以血为主。其血上应太阴，下应海潮，月有盈亏，月事一月一行，与之相符，故谓之月水、月信、月经。"月经是女性特有的生理现象。临床诊断月经不调的标准多以其期、量、色、质的改变为准；此外，伴随月经出现的多种症状也都归入月经病范畴。《笔花医镜》有云："经者常也，其衍乎长者皆病也。"

1. 病因病机

月经先期多由血热热扰冲任致血海不宁，或气虚统摄无权或闭藏失职致冲任失固所致。

月经后期多由机体营血不足，血海空虚，不能按时满溢而致；或肾精不足，无精化血，冲任不盈，血海届时不满；或先天肾气不足，血海不能按时施泄所致；亦有因寒凝、气滞、痰阻致气血运行不畅，经脉迟滞，冲任受阻而致。

月经过多多由气虚或血热以致阴血流溢失常所致。气虚：脾虚气弱，经血失于统摄，冲任不固而致经多；或流产、手术损伤肾气，以致脾肾气虚，冲任失固所致。血热：肝郁化火，热伏冲任，迫血妄行，血流散溢所致。

2. 临床诊断

（1）月经周期提前 7~10 天，经期正常，连续 2 个月经周期以上者，称为月经先期。如仅提前三五天无其他不适的，或偶尔提前一次者，不属于月经先期范围。

（2）月经周期错后 1 周以上，甚至 3~5 个月一行，经期正常，连续 2 个月经周期以上者，称为月经后期。如仅错后三五天，并无其他不适的，或偶尔错后一次者，都不属于月经后期范围。

（3）月经周期提前 7~10 天或错后 7~14 天，经期正常，连续 3 个周期以上者，称为月经先后不定期。

（4）月经周期、经期正常，经量明显多于既往者，称为月经过多。

（5）月经周期正常，经量明显少于既往，经期不足 2 日，甚或点滴即净者，称月经过少。

（6）月经周期正常，经期超过 7 日以上，甚至 2 周方净者，称为经期延长。

3. 中医分型

（1）血热型　月经先期、量多、色红、质黏稠，同时可伴有心烦口渴、尿黄便干，舌红，苔薄黄，脉滑数。

（2）虚寒型　月经后期量少、色暗、质稠，畏寒，小腹冷痛，喜暖喜按，舌淡胖，苔白，脉沉迟。

（3）气滞血瘀型　月经先后不定期、量或多或少、色紫暗有块，经前乳房、两胁胀痛，行经时小腹疼痛拒按，舌紫暗、有瘀斑，苔白，脉沉弦或涩。

（4）气血两虚型　月经先期、量多、色淡、质稀，或月经后期、量少、色淡、质稀，舌淡，苔薄白，脉沉细无力。

一、药物外治法

（一）贴敷法

🥣 处方 001

红蓖麻子仁 15g。

【**用法**】蓖麻子仁去壳，捣如泥，敷百会穴（剪去头发），绷带上下包扎，血止后洗去。

【**适应证**】月经过多的月经不调。

【**注意事项**】皮肤过敏者慎用，破损处禁用。

【**出处**】韩家驹.《中医外治方药手册》陕西科学技术出版社.

处方 002

太乙膏：大黄 128g，玄参、生地、当归、赤芍、白芷、肉桂各 64g。

【用法】以小磨麻油 1000g、黄丹 448g 收膏贴关元处，每日 1 次，月经前后 10 天用。3 个月为 1 个疗程。

【适应证】血热型月经不调。

【注意事项】皮肤过敏者慎用，破损处禁用。

【出处】张树生.《中药贴敷疗法》中国医药科技出版社.

处方 003

乳香、没药、白芍、牛膝、丹参、山楂、广木香、红花各 15g，冰片 1g。

【用法】除冰片外，余药烘干，研为细末，过筛，再将冰片末调入重研一遍，装瓶备用。临床用药末 20g，以生姜或黄酒适量，调为稠膏，敷神阙穴及子宫穴，上置塑料薄膜，纱布覆盖，胶布固定，2 日换药 1 次，连用至月经干净，3 个月为 1 个疗程。

【适应证】气滞血瘀型月经不调。

【注意事项】脐部病变者及皮肤过敏者慎用，破损处禁用。

【出处】张建德.《中医外治法集要》陕西科学技术出版社.

（二）热熨法

处方 004

当归 30g，川芎 15g，白芍 9g，乌药 9g，小茴香 9g，陈皮 9g，半夏 9g，白芷 9g，柴胡 6g，黄连、炒吴茱萸各 3g。

辨证加减：月经先期加黄芩、丹参、地骨皮各 6g，后期加肉桂、干姜、艾叶各 6g，干血痨加桃仁、红花、大黄、生姜、大枣（血瘕再加马鞭草）各 6g。

【用法】上药烘干，研为细末，过筛，瓶装备用。临证取药粉适量，醋或酒调成膏，纱布包裹，敷于神阙、丹田穴，外敷塑料薄膜，纱布、胶布固定，再加热熨，1 次 30 分钟，1 日 2~3 次。

【适应证】月经不调或痛或不痛者。

【注意事项】皮肤过敏者慎用，破损处禁用，防烫伤。

【出处】李超.《中医外治法类编》湖北科学技术出版社.

（三）藏医外治粗盐与鹏润征热敷疗法

⚗ 处方 005

藏医外治粗盐 1kg，鹏润征热敷包。

【用法】藏医外治粗盐炒热后与鹏润征热敷包裹在患者下腹部及腰部疼痛处，热敷 15~20 分钟。粗盐可以反复炒用 4~5 次后再换新的。共需 2 个疗程，7 天为 1 个疗程。

【适应证】月经不调。

【注意事项】皮肤过敏者慎用，破损处禁用。

【出处】《全科口腔医学电子杂志》，2019，（6）：155.

（四）穴位注射

⚗ 处方 006

丹参注射液。

【用法】选中极、关元、子宫（双）、三阴（双）、气海。从月经周期第 5 天开始，每隔 1 日选择 2~3 个治疗穴位，每个穴位各注射 0.5mL，出针后压迫止血，并按摩 3~5 分钟。每个月经周期共 3~4 次。

【适应证】月经不调。

【注意事项】严格消毒，防止感染。

【出处】《航空航天医学杂志》，2014，（11）：1558–1559.

二、非药物外治法

（一）电针疗法

⚗ 处方 007

第一组穴位：中极、气海、双侧归来、双侧三阴交、双侧阴陵泉、双侧合谷、百会。

第二组穴位：双侧天枢、双侧归来、中极、气海、双侧三阴交、双侧太冲、双侧内关、百会。

【操作】连续 2 次治疗中两组穴位交替使用。第一组共 13 个穴位针灸针插入后用手法刺激 1 次。中极、气海、归来、三阴交及阴陵泉使用低频 2Hz，脉冲长 0.3ms 的电针刺激，强度以局部肌肉收缩但无疼痛或不舒适为宜。余穴每隔 10 秒手法刺激 1 次，共 4 次。第二组共 13 针，双侧天枢、双侧归来、双侧三阴交、双侧太冲电针刺激，中极、气海、双侧内关、百会手法刺激。月经干净后开始治疗。1 周 2 次，每次间隔 2~4 天。月经期停止治疗。

【适应证】月经不调属月经后期者。

【注意事项】皮肤破损处禁用，大饥、大渴、饭后困倦时不宜针刺。

【出处】《中国中医药现代远程教》，2014，（187）：64–65.

（二）针刺

✑ 处方 008

主穴：关元、血海、三阴交。

配穴：实热证者，配太冲或行间；虚热证者，配太溪；气虚证者，配足三里、脾俞、肾俞；月经过多者，配隐白；腰骶疼痛者，配肾俞、次髎；心烦者，配神门。

【操作】关元、三阴交用平补平泻法，血海用泻法。配穴按虚补实泻法操作。气虚者针后加灸或用温针灸。每次留针 30 分钟，于月经干净后 2~3 天开始，隔日 1 次，至行经时结束。

【适应证】月经不调属月经先期者。

【注意事项】皮肤破损处禁用，针刺前排空小便，大饥、大渴、饭后困倦时不宜针刺。

【出处】王世惠.《中医针灸学》上海科技教育出版社.

✑ 处方 009

主穴：气海、三阴交、合谷。

配穴：实寒证者，配子宫、天枢、地机；虚寒证者，配命门、腰阳关、关元、归来。

【操作】气海、三阴交用毫针补法，合谷用泻法，可用灸法或温针灸。配穴按虚补实泻法操作。每次留针 30 分钟，于月经周期 13~15 天时开始，每日或隔日 1 次，至行经时结束。

【适应证】月经不调属月经后期者。

【注意事项】皮肤破损处禁用，针刺前排空小便，大饥、大渴、饭后困倦时不宜针刺。

【出处】王世惠.《中医针灸学》上海科技教育出版社.

处方 010

主穴：关元、三阴交、肝俞。

配穴：肝郁者，加期门、太冲；肾虚者，加肾俞、太溪；胸胁胀痛者，配支沟、内关、阳陵泉；腰骶疼痛者，配次髎。

【操作】肝俞用毫针泻法，其余主穴用补法。配穴按虚补实泻法操作。每次留针 30 分钟，于月经净后 2~3 天开始，至周期 25~26 天停止治疗。

【适应证】月经不调属月经先后不定期者。

【注意事项】皮肤破损处禁用，针刺前排空小便，大饥、大渴、饭后困倦时不宜针刺。

【出处】王世惠.《中医针灸学》上海科技教育出版社.

处方 011

主穴：经后期取三阴交、足三里、太溪、气海、大横；经间期取三阴交、血海、子宫（或归来）；经前期月经周期 15~24 日（分泌期中期）取足三里、太溪、三阴交、关元或脾俞、肾俞、肝俞；月经周期 25~28 日（分泌期晚期）取三阴交、合谷、子宫（或归来）、太冲。

配穴：脾虚配太白；血热配血海、行间。

【操作】足三里、气海、关元用补法，其中，关元针感传至会阴部，采用温针灸；三阴交、太溪平补平泻；合谷、归来、子宫、太冲用泻法。经期第 5 天后开始针刺，2 次 / 周，每次留针 30 分钟，留针期间行针 1 次。1 个月经周期为 1 个疗程。

【适应证】月经不调属月经先后不定期者。

【注意事项】皮肤破损处禁用，针刺前排空小便，大饥、大渴、饭后困倦时不宜针刺。

【出处】《中医药通报》，2019，（4）：31.

（三）穴位埋线

🥣 处方 012

第 1 组选穴：肝俞、脾俞、肾俞、阳陵泉、三阴交、丰隆。

第 2 组选穴：中脘、下脘、天枢、归来、关元、子宫、阴陵泉。

【操作】按照微创穴位埋线的常规操作方法，将医用羊肠线埋入上述穴位所在皮下组织内，2 组穴位交替选用。1 次 / 周，月经停止后治疗。1 个月经周期为 1 个疗程。

【适应证】月经不调的肥胖患者。

【注意事项】埋线后 6~8 小时内局部禁沾水，避免在经期进行操作。

【出处】《江苏中医药》2014，（46）：55–56.

🥣 处方 013

第一组选穴：肝俞（双）、脾俞（双）、肾俞（双）、丰隆（双）、三阴交（双）、足三里（双）。

第二组选穴：中脘、下脘、天枢（双）、归来（双）、关元、子宫（双）、阴陵泉（双）。

辨证加减选穴：胃热肠腑加曲池（双）、上巨墟（双）；脾虚湿盛加水道（双）、气海；肝郁气滞加章门（双）、蠡沟（双）；脾肾阳虚加肾俞（双）、气海。

【操作】无菌消毒后，将植物蛋白线放入针头内，以针芯推动蛋白线，倾斜进针，快速埋入穴位，一般深度为 1.5~2.0cm，用消毒干棉球按压针孔片刻，以防出血。2 周 1 次，两组穴位交替，月经停止后治疗。4 周为 1 个疗程。

【适应证】月经不调的肥胖患者。

【注意事项】埋线后 6~8 小时内局部禁沾水，避免在经期进行操作。

【出处】《中国中医药现代远程教育》2014，（21）：76–77.

（四）微波疗法

处方 014

神阙穴、关元穴。

【操作】患者月经周期第 5 天，取平卧位或坐位后充分暴露照射部位，理疗辐射器垂直距离穴位 1~2cm 按启动键。治疗时间为每穴 5 分钟，治疗功率为 15~25W，每日治疗 1 次。连续 10 天为 1 个疗程。

【适应证】月经不调属月经后期者。

【注意事项】注意不要在饥饿和疲劳时治疗，防止烫伤。

【出处】《临床医药实践》2014，（123）：620-621.

（五）刮痧配合耳穴疗法

处方 015

刮痧取穴：肺俞、脾俞、肾俞、中脘、水分、关元、曲池、外关、足三里、丰隆、血海、阴陵泉、承山、三阴交、天枢。

耳穴：内分泌、皮质下、交感、三焦、神门、肺、胃、脾、肾、大肠、饥点、兴奋点。

【操作】①刮痧：按从上到下、从内到外、先阳后阴的原则进行；用角刮法以 45°~60° 刮具体穴位，每个穴位刮 30~40 次，每日 1 次。30 次为 1 个疗程。②耳穴疗法：每次选 3~5 穴，用耳穴贴贴在所选定的穴位上，单侧取穴，两耳交替进行。嘱患者每次进餐前按压 1~3 分钟，以酸麻或疼痛为度。3 天换穴 1 次。10 次为 1 个疗程。

【适应证】月经不调属先后不定期者。

【注意事项】皮肤破损者禁用。

【出处】《中国中医药科技》2014，（21）：700-701.

（六）针刺配合推拿

处方 016

肾虚型选穴：关元、归来、三阴交、太冲、太溪、气海、中极、肾俞、子宫；血虚型选穴：中脘、下脘、气海、关元、足三里、太冲、太溪、中极、三阴交、次髎、脾俞、膈俞；血寒型选穴：气海、气穴、三阴交、关元、腰阳关、关元；气滞型选穴：神庭、四关、三阴交、行间、蠡沟、血海、地机、子宫。

【操作】辨证论治取穴针刺后，采用提捏法，从长强穴捏起，沿督脉走向至大椎穴，第二遍则重点提捏脾俞、胃俞、肝俞、膈俞等穴位，6 遍为施术 1 次，连续施术 2~3 次；后用腕部及大鱼际肌处沿脊椎自上而下螺旋式用力均匀按摩夹脊穴，自第一胸椎垂直按摩至第五腰椎。上述步骤均需做 5~10 遍；其后嘱患者取仰卧位放松腹部，以神阙穴为中心由内向外顺时针按摩患者腹部，力度适中，按摩 10 分钟。经期停止治疗，1 个月经周期为 1 个疗程。

【适应证】月经不调属月经后期者。

【注意事项】皮肤破损者禁用。

【出处】《黑龙江中医药》2013，（4）：53–54.

（七）艾灸

处方 017

归来、关元、太冲。

【操作】以上穴每日施灸 2 次，每穴灸 5~10 壮，至愈为止。也可艾条悬灸。

【适应证】气血两虚型月经不调（月经先后不定期）。

【注意事项】注意灸的温度，以防烫伤。

【出处】章逢润，耿俊英.《中国灸疗学》人民卫生出版社.

（八）耳穴压豆

处方 018

主穴：肾、子宫、附件、盆腔、内分泌、肾上腺、皮质下、卵巢。

配穴：膈、肝、脾、心、腰痛点。

【操作】以王不留行籽用胶布贴压穴处，主穴必贴，配穴随症选用，每次单侧，左右交替，每日按压 3~4 次，每次 15~20 分钟。隔日 1 次，15 次为 1 个疗程，间隔半个月可续贴。

【**适应证**】气血两虚型月经不调（月经过多）。

【**注意事项**】皮肤过敏者慎用，破损处禁用。

【**出处**】《河北中医》1987，（3）：17.

综合评按：月经不调是常见的妇科疾病，是妇科四大症之一，临床上治疗月经不调的常规西药种类多，但长期服用激素类西药会影响患者的内分泌，且存在不良反应，不利于患者的身体健康。中医理论认为"妇女以血为本"，阴血不足是造成女性生理异常的重要原因，并会引起多种疾病。月经不调为中医传统专长科目，临床常以中药治疗取效。本病外治多为局部用药，如贴敷法，使药至病所，直中病情；耳穴压豆、灸法，取经络相连，调经理血；热熨法，以热力以助药力，温中散寒、活血止痛调经。本病是一大类疾病的总称，本文所选诸法均为异病同治之法，临证时应尽量明确诊断，进行治疗。

第二节　闭经

闭经为常见的妇科症状，表现为无月经或月经停止。根据既往有无月经来潮，分为原发性闭经和继发性闭经两类。

1.病因病机

本病发病机制有虚、实两个方面。虚者多因精血不足，冲任不充，血海空虚，无血可下；实者多为邪气阻隔，冲任受阻，脉道不通，经血不得下行。常由肾虚、脾虚、血虚、气滞血瘀、寒凝血瘀、痰湿阻滞等所致。

2.临床诊断

原发性闭经指年龄超过 16 岁、第二性征已发育、月经还未来潮，或年龄超过 14 岁、第二性征未发育者。由于近年月经初潮年龄提前，国外有建议将上述两年龄分别提前 1 年。继发性闭经指正常月经周期建立后月经停止6 个月，或按自身原有月经周期计算停止 3 个周期以上者。青春期前、妊娠期、哺乳期及绝经后的月经不来潮属生理现象。

3. 中医分型

本病辨证应根据发病原因、妇科证候、全身症状，并结合月经史及胎产史等以辨虚实。一般而论，年逾 16 周岁尚未行经，或已经行经而月经逐渐稀发、量少，继而停闭，并伴腰膝酸软、头晕眼花、面色萎黄、五心烦热，或畏寒肢冷、舌淡脉弱等虚象者，多属虚证；若以往月经尚正常，而骤然停闭，又形体肥胖、胸胁胀满、小腹疼痛，或脘闷痰多、脉多有力等实象者，多属实证。

（1）肾气虚型　月经初潮来迟，或月经后期、量少，渐至闭经，头晕耳鸣，腰酸腿软，小便频数，性欲淡漠，舌淡红，苔薄白，脉沉细。

（2）肾阴虚型　月经初潮来迟，或月经后期、量少，渐至闭经，头晕耳鸣，腰膝酸软，或手足跟痛，手足心热，甚则潮热盗汗，心烦少寐，颧红唇赤，舌红，苔少或无苔，脉细数。

（3）肾阳虚型　月经初潮来迟，或月经后期量少，渐至闭经，头晕耳鸣，腰痛如折，畏寒肢冷，小便清长，夜尿多，大便溏薄，面色晦暗，或目眶暗黑，舌淡，苔白，脉沉弱。

（4）脾虚型　月经停闭数月，肢倦神疲，食欲不振，脘腹胀闷，大便溏薄，面色淡黄，舌淡胖、有齿痕，苔白腻，脉缓弱。

（5）血虚型　月经停闭数月，头晕眼花，心悸怔忡，少寐多梦，皮肤不润，面色萎黄，舌淡，苔少，脉细。

（6）气滞血瘀型　月经停闭数月，下腹胀痛拒按，精神抑郁，烦躁易怒，胸胁胀满，嗳气叹息，舌紫暗或有瘀点，脉沉弦或涩而有力。

（7）寒凝血瘀型　月经停闭数月，小腹冷痛拒按、得热痛缓，形寒肢冷，面色青白，舌紫暗，苔白，脉沉紧。

（8）痰湿型　月经停闭数月，带下量多、色白质稠，形体肥胖，或面浮肢肿，神疲肢倦，头晕目眩，心悸气短，胸脘满闷，舌淡胖，苔白腻，脉滑。

一、药物外治法

（一）热熨法

处方 019

茺蔚子、晚蚕沙各 100g，大曲酒 100mL。

【用法】先将茺蔚子、晚蚕沙放入砂锅中炒热，再以大曲酒 100mL 撒入拌炒片刻，将炒熟的药末装入布袋中，扎紧袋口。待触之不烫手时，热熨小腹部，交替熨 2 次后，覆被静卧半天，月经即可通下。

【适应证】闭经。

【出处】贾一江，庞国明，府强.《当代中药外治临床大全》中国中医药出版社.

（二）淋洗法

处方 020

生地、当归、赤芍、桃仁、五灵脂、大黄、牡丹皮、茜草、木通各 15g。

【用法】上药加水 1500mL，共煎，取汤淋洗脐下，1 日 1 次，每次 30 分钟。7 天为 1 个疗程。

【适应证】热结血闭的实证闭经。

【出处】李超.《中医外治法类编》湖北科学技术出版社.

（三）敷脐法

处方 021

蜣螂 1 只（焙干），威灵仙 10g（烤干）。

【用法】上药共研细末，填神阙穴，膏药贴盖，约 1 小时后去药，1 日 1~2 次，连用至愈。

【适应证】血瘀型闭经。

【出处】韩家驹.《中医外治方药手册》陕西科学技术出版社.

（四）纳药法

处方 022

土大黄 15g，茜草 10g。

【用法】上方捣烂，用纱布包成小团，系一线在外，塞入阴道中，1 日 1 次。

【适应证】闭经。

【出处】贾一江，庞国明，府强.《当代中药外治临床大全》中国中医药出版社.

处方 023

萹蓄 6g，生地 5g，胡椒 3g，巴豆仁 1g。

【用法】上方共为面，绸裹用线捆扎纳阴道内，病轻者臭秽尽出，见鲜血即止，病重者 5~6 日亦下。

【适应证】虚实夹杂的干血痨闭经。

【出处】李超.《中医外治法类编》湖北科学技术出版社.

二、非药物外治法

（一）灸脐法

处方 024

神阙穴。

【操作】龙骨、虎骨、蛇骨、木香、雄黄、朱砂、乳香、没药、丁香、胡椒、青盐、夜明砂、五灵脂、小茴香各等份，共研细末备用，麝香等份另研，瓷罐贮藏切勿泄气。用时麝香先放脐心，再用面粉作一圆圈套在脐周，然后装满适量药粉，外盖槐树皮或生姜片，用艾灸之，每日 1 壮，隔日 1 次。3 次为 1 个疗程。

【适应证】下焦虚寒型继发性闭经。

【注意事项】若因施灸日期过长，皮肤出现发黑现象，停灸后会逐渐自然减退。

【出处】贾一江，庞国明，府强.《当代中药外治临床大全》中国中医药出版社.

（二）隔药灸

处方 025

关元穴。

【操作】用胡椒饼加丁香粉，隔灸关元穴，共6壮，每日1次。7次为1个疗程。

【适应证】寒邪所致的虚、实闭经。

【出处】范正祥.《常见病简易疗法手册》人民卫生出版社.

（三）按摩

处方 026

通督温任按摩手法。

【操作】手法要求均匀、柔和、深透、有力，以透热为度。①掌推督脉：患者俯卧，充分暴露背腰部；医者站其一侧，用单手掌根从大椎穴沿着督脉推至腰俞穴5~7遍。②掌揉肾俞、命门、次髎、腰阳关，共2分钟。③指推任脉：患者仰卧，宽松腰带，充分暴露腹部；医者站在患者一侧，用一手拇指指腹从胸骨剑突下鸠尾穴沿着任脉往下轻推至曲骨穴5~7遍，至发热。④掌揉气海、关元、归来、中极至发热。⑤指针点穴：以指代针，点按足三里、三阴交、太溪、气海，共2分钟。以上方法隔日1次。10次为1个疗程。

【适应证】寒湿凝滞型继发性闭经。

【注意事项】治疗期间忌生冷饮食。

【出处】《中医临床研究》2018，10（10）：26.

（四）点穴法

处方 027

三阴交、脾俞、血海、气海、关元等穴。

【操作】采用温和的手法，顺经络走行点按，以患者有舒适感为度，每日治疗 1 次，每个周期连续治疗 3 天。

【适应证】血虚、脾虚、气滞血瘀型闭经。

【注意事项】嘱患者调畅情志。

【出处】贾一江，庞国明，府强.《当代中药外治临床大全》中国中医药出版社.

（五）电针疗法

处方 028

气海、中极、中脘、归来、子宫、丰隆、血海、地机、三阴交、足三里。

【操作】患者取仰卧位，穴位常规消毒后，选用 0.30mm × 40mm 毫针快速刺入皮肤，行针至得气后施以平补平泻手法，腹部穴位要求针感向小腹部传导，其余穴位以患者有酸麻胀感为度，连接 KWD-808 I 型脉冲电疗仪，选用连续波，强度以患者适宜为度，留针 30 分钟。每日治疗 1 次，10 次为 1 个疗程。若治疗期间月经来潮则停止治疗，月经干净后继续治疗。

【适应证】脾虚、痰湿型闭经。

【注意事项】治疗期间忌食肥甘厚腻，加强运动锻炼。

【出处】《上海针灸杂志》2014，33（5）：412.

（六）针刺

处方 029

中脘、下脘、天枢（双侧）、气海、关元、合谷（右侧）、外关（左侧）、足三里（双侧）、三阴交（左侧）、复溜（右侧）、太冲（双侧）。

【操作】针具及穴位常规消毒，嘱患者仰卧位，针刺得气后，对气海穴施以温通针法。"温通针法"的操作方法为左手拇指或食指切按穴位，右手将针刺入穴内，候气至，左手加重压力，右手拇指用力向前捻转 9 次，使针下沉紧，针尖拉着感应的部位连续小幅度重插轻提 9 次，拇指再向前连续捻按 9 次，针尖顶着有感应的部位推拿守气，使针下继续沉紧，同时押手施以关闭法（即左手拇指按压于穴位下方经络，防止针感下传），以促使针感传至病所，产生热感，守气 1~3 分钟，留针后，缓慢出针，按压针孔。足三里、三阴交行补法，双侧太冲行泻法，其余穴位施以平补平泻法，留针 30 分钟，隔日治疗 1 次，10 次为 1 个疗程。

【适应证】肝郁脾虚型继发性闭经。

【注意事项】治疗期间勿劳累，忌食生冷。

【出处】《新中医》2017，49（4）：146-148.

处方 030

百会、神庭、本神、中脘、天枢、带脉、关元、大赫、卵巢穴、足三里、三阴交、太冲、太溪。

【操作】患者仰卧，针刺后可根据病情选定几个穴位连接电针来加强针感，留针 20 分钟。起针后可以在腰骶闪罐，祛风寒湿、活血通络；最后压内分泌、皮质下、神门、肝、心、脾、肾等耳穴辅助治疗。每周治疗 3 次，1 个月为 1 个疗程。

【适应证】肾虚肝郁、心肾不交及寒湿型闭经。

【注意事项】治疗期间调畅情志，忌食生冷、油腻，适当运动锻炼。

【出处】《中医药临床杂志》2017，29（9）：1550.

处方 031

关元、三阴交、归来、足三里、血海、肾俞。

【操作】常规消毒后，选用 0.30mm × 40mm 毫针快速刺入皮肤，行针至得气后施以平补平泻手法，腹部穴位要求针感向小腹部传导，其余穴位以患者有酸麻胀感为度，强度以患者适宜为度，留针 30 分钟。每日治疗 1 次，10 次为 1 个疗程。若治疗期间月经来潮则停止治疗，月经干净后继续治疗。

【适应证】功能失调性下丘脑性闭经。

【注意事项】治疗前不要过度紧张，以防晕针。

【出处】《世界最新医学信息文摘》2019，19（8）：105.

处方 032

曲骨、气冲、中极、归来、关元、子宫。

【操作】常规消毒后，选用 0.30mm × 40mm 毫针快速刺入皮肤，进针采用捻转提插进针，每隔 5 分钟行针 1 次，以加强针感，共留针 30 分钟。每日治疗 30 分钟，10 日为 1 个疗程。若治疗期间月经来潮则停止治疗，月经干净后继续治疗。

【适应证】脾肾两虚型闭经。

【注意事项】治疗期间勿劳累。

【出处】《中医临床研究》2019，11（2）：104.

（七）温针灸

处方 033

背俞、血海、阴陵泉、三阴交、足三里、梁丘、中脘、下脘、天枢、气海。

【操作】采取俯卧位温针灸背部穴位，采取仰卧位温针灸腹部及下肢穴位。对相应穴位进行消毒，选用 0.30mm×40mm 管针，采用"重压轻弹"手法垂直刺入穴位，采用平补平泻法，得气后留针。在相应穴位上铺盖方形围边纸片，防止艾灰坠落烧伤皮肤或衣物。截取 2cm 艾卷一段，在其中一端中心扎一小孔，深 1~1.5cm，并点燃。将艾卷燃烧带孔一端顺着小孔向下插套在针尾和针柄上，对上述所有选穴进行施灸。艾卷燃端距离皮肤 2.5~3cm。燃烧时间约 30 分钟，艾卷燃尽，用纸片包裹艾灰将其除去。稍停片刻后，常规起针。每日 1 次。

【适应证】寒凝血瘀型闭经。

【注意事项】治疗期间避风寒，忌食生冷，加强运动锻炼。

【出处】《河北中医》2019，41（4）：492.

（八）穴位埋线

处方 034

天枢、带脉、子宫、脾俞、胃俞、肾俞、足三里、关元、中极、中脘。

【操作】取消毒的弯盘、剪刀、镊子、纱布、3-0 医用羊肠线、7 号注射针头、0.35mm×40mm 针灸针。将羊肠线分别剪成长约 1cm 的一小段放在 95% 乙醇中，埋线时取出放在纱布上。局部皮肤消毒后，将针灸针穿入注射针头内，稍向后退少许，将羊肠线用镊子夹起，放进注射针头前端，羊肠线不要露出针头，然后倾斜地持注射针头及针灸针，快速将注射针头刺入皮内，针尖达患者肌肉层后，将注射针头稍向上提，同时将针灸针向下刺入，将羊肠线推入肌肉内，当针灸针针下有松动感时，说明羊肠线已进入肌肉内，即可将注射针头及针灸针一起拔出，再用棉枝按压针孔片刻至血止。1个月治疗1次，治疗6个月为1个疗程。

【适应证】闭经。

【注意事项】治疗前不要过度紧张，以防晕针。

【出处】《针灸临床杂志》2012，28（8）：31.

处方 035

天枢、水道、胃俞、肾俞、脾俞、足三里、中极、关元、中脘。

【操作】操作前准备好8号注射针头、弯盘、镊子等，通过3-0号医用羊肠线和针灸针实施穴位埋线。将羊肠线裁剪为小段，长度1cm左右，浸泡于0.9%生理盐水中，埋线时取出羊肠线置于纱布上。消毒局部皮肤，将针灸针穿入注射针头中，通过镊子将羊肠线夹起，同时置入注射针头前端，保证羊肠线不外露。操作者斜着握住注射针头以及针灸针，迅速将注射针头刺入皮内，等到针尖到达肌肉层后稍微向上提起，向下将针灸针刺入。推羊肠线到肌肉中，感觉针灸针有松动感表明羊肠线已经进入肌肉内，拔除注射针头以及针灸针，止血。1个月进行2次治疗，治疗3个月为1个疗程。

【适应证】继发性闭经。

【注意事项】治疗前不要过度紧张，以防晕针。

【出处】《中国现代药物应用》2018，12（13）：208.

（九）耳穴压豆

处方 036

耳部皮质下、内分泌、子宫、肾、肝、脾六穴。

【操作】取皮质下、内分泌、子宫、肾、肝、脾六穴，予75%乙醇常规消毒后探测耳郭敏感点，将王不留行籽（直径约5mm）粘于医用胶布上贴于敏感处，每日以患者按压5次至出现酸胀、麻木、发热感，每次5分钟，双耳交替进行。3周为1个疗程，月经期停止治疗。

【适应证】寒凝血瘀型闭经。

【注意事项】如果出现局部皮肤发痒、红肿、出红疹等过敏现象，应立即停用。

【出处】《江西中医药》2016，47（5）：51.

综合评按：闭经始见于《内经》，《素问·阴阳别论》云："二阳之病发心脾，有不得隐曲，女子不月。"《景岳全书·妇人规》曰："血枯之与血隔，本自不同……凡妇女病损，至旬月半截之后，则未有不闭经者。正因阴竭，所以血枯。枯之为义，无血而然，故或以羸弱，或以困倦，或以咳嗽，或以夜热，或以饮食减少，或以失血亡血及一切无胀无痛，无阻无隔，而经有久不至者，既无非血枯经闭之候。"此病的病机是冲任气血失调。中医临证将闭经分为虚证和实证两类。虚证是由冲任亏虚、无血可下所致；实证是由冲任瘀阻、经血不通所致。

本篇所选外治法较丰富。其中灸脐法、针灸治疗虚寒型闭经；隔药灸治寒邪所致之虚、实闭经；淋洗法治热结血闭之实证闭经；敷脐疗法用于血瘀型闭经；按摩、点穴、电针均可治疗脾虚、肾虚、气滞、痰凝之闭经；耳穴压豆、热熨法、纳药法、穴位埋线则可用于各种闭经。临床可酌情选用。

众医家认为闭经纯虚、纯实者少，而虚中夹实者多。闭经的产生，是肾-天癸-冲任-胞宫之间的平衡失调，病因可责之肝、脾、肾三脏，气血、脏腑功能失调（如气血虚、脾虚、肝郁等）均可引发本病。如《兰室秘藏·妇人门·经闭不行有三论》所言："妇人脾胃久虚或形羸经绝，为热所烁，肌肉消瘦，时见渴燥，血海枯竭，病名曰血枯经绝。"张景岳说："调经之要，贵在补脾胃以滋血之源，养肾气以安血之室。"运用中医的整体辨证思想观察疾病的发展和演变，结合现代新的致病因素与特点，以及疾病本身的特点，故在调肝健脾时须兼以调理冲任、标本同治才能获得理想效果。妇人以血为本，肝属木，涵养于土，而肝为藏血之脏，与冲脉血海相关。肝性喜条达，与情志有密切关系，如肝气郁结、气机不畅，会引起经来腹痛、胸胁闷胀、月经不调。脾属土，主运化，其性阴凝板滞，"脾宜升则健，胃宜降则和"。肝的疏泄功能正常与否，是脾胃正常升降的关键。若长期情志失调、忧郁恼怒、精神紧张将导致肝失疏泄、饮食失调、劳损内伤、久病缠绵或脾胃虚弱，以致肝脾失和，脾气不升则腹胀、腹泻，腹气通降不利则腹痛，肠腑传导失司则便秘。因此，肝郁脾虚型闭经患者，主要病机是肝脾不和，故治疗以疏肝健脾为要。

又因任通冲盛才有正常的月经，故针灸治疗时主穴多选取足厥阴肝经、足太阴脾及任脉穴位。气海、关元、中脘、下脘穴均为任脉穴位（这四穴在腹针疗法中称之为引气归元方）。气海属任脉之经穴，为肓之原穴，以疏利任脉之滞气，通调任脉，使冲任归顺；中脘属任脉，为足阳明胃经的募穴，八会穴之一，腑之会穴，任脉与手太阳、手少阳、足阳明经交会穴；三阴交为任脉与足三阴经之会穴，能够疏三阴之气而调通任脉；下脘属任脉，乃足太阴、任脉之会；天枢属足阳明胃经，为大肠经募穴，是脏腑经气聚集输注之处，通调脾运功能，有补虚利湿之功用；外关是络穴，络者，联络也，可联络手厥阴心包经，还联络各部经脉气血，调三焦。足三里健脾养胃以化生气血；三阴交配关元调理肝、脾、肾及冲、任二脉；同时配属手阳明大肠经穴合谷，太冲属足厥阴肝经穴，两穴配合为"开四关"，有调畅冲任、调理胞宫气血、疏理气机之效。

温通针法是中医针灸的特色。《千金方》认为："凡用针之法，以补泻为先。"而针刺补泻多是通过手法得以实现。在穴位的选择上尽可能做到少而精，对主穴进行手法操作，以温、通、补激发经气，推动气血运行，使气至病所，以温通全身及局部经络，活血行气，达到扶正祛邪的目的，而重在攻补兼施。一般认为，穴位是针刺治疗的本体，而治疗的成效并非是取穴越多效果越好，通过中医辨证，选取恰当的穴位是疗效突显的因素之一，因此在针灸临床上应以取穴少、患者痛苦小、治疗效果好作为主要原则。

鉴于本病病因较多，除生殖系统疾病、损伤外，还有精神因素、内科疾病等，均可导致闭经的发生，故临床上还应尽量明确病因诊断，进行根治。

第三节 痛经

妇女正值经期或行经前后，出现周期性小腹疼痛，或伴腰骶酸痛，甚至剧痛晕厥，影响正常工作及生活的疾病，称为"痛经"。亦称"经行腹痛"。是临床常见疾病。有关痛经的记载，最早见于《金匮要略·妇人杂病脉证并治》"带下，经水不利，少腹满痛，经一月再见者，土瓜根散主之"。指出瘀血内阻而致经行不畅、少腹胀痛、1个月后周期性再出现的痛经特点，并用活血化瘀的土瓜根散治疗。《诸病源候论·妇人杂病诸候》首立"月水来腹痛候"，认为"妇人月水来腹痛者，由劳伤气血，以致体虚，受风冷之气，客于胞络，损冲任之脉……其经血虚，受风冷，故月水将来之际，血气动于风冷，风冷与气血相击，故令痛也"，为研究本病的病因病机奠定了理论基础。《妇人大全良方》认为痛经有因于寒者，有气郁者，有血结者，病因不同，治法各异，所创良方温经汤治疗实寒有瘀之痛经至今常用。《景岳全书·妇人规》有云："经行腹痛，证有虚实。实者或因寒滞，或因血滞，或因气滞，或因热滞；虚者有因血虚，有因气虚。然实痛者，多痛于未行之前，经通而痛自减；虚痛者，于既行之后，血去而痛未止，或血去而痛益甚。大都可按可揉者为虚，拒按拒揉者为实。"详细归纳了本病的常见病因，且提出了根据疼痛时间、性质、程度辨虚实的见解，对后世临证颇有启迪。其后《傅青主女科》《医宗金鉴·妇科心法要诀》进一步补充了肝郁化火、寒湿、肝肾亏损为患的病因病机，以及宣郁通经汤、温脐化湿汤、调肝汤、当归建中汤等治疗方药。

西医学原发性痛经、子宫内膜异位症、子宫腺肌病、盆腔炎性疾病或宫颈狭窄等引起的继发性痛经可参照本病辨证治疗。

1. 病因病机

痛经的病因有生活所伤、情志不和、六淫为害，痛经的病位在冲任与胞宫，其发生与冲任、胞宫的周期性生理变化密切相关。病因病机可概括为"不荣则痛"或"不通则痛"，其证重在明辨虚实寒热。若素体肝肾亏损，气血虚弱，经期前后，血海满而溢泄，气血骤虚，冲任、胞宫失养，故"不荣则痛"；若由于肝郁气滞、寒邪凝滞、湿热郁结等因素导致的瘀血阻络，客于胞宫，损伤冲任，气血运行不畅，故"不通则痛"。

2. 临床诊断

（1）病史　既往有经行腹痛史；精神过度紧张，经期产后冒雨涉水、过食寒凉，或有不洁房事等情况。

（2）症状　腹痛多发生在经行前 1~2 天，行经第 1 天达高峰，疼痛多呈阵发性、痉挛性，或呈胀痛或伴下坠感。疼痛常可放射至腰骶部、肛门、阴道及大腿内侧。痛甚者可伴面色苍白，出冷汗，手足发凉，恶心呕吐，甚至晕厥等。也有少数于经血将净或经净后 1~2 天开始觉腹痛或腰腹痛者。

3. 中医分型

（1）肝肾亏损　经期或经后小腹绵绵作痛、喜按，伴腰骶酸痛，月经量少，色淡暗、质稀，头晕耳鸣，面色晦暗，失眠健忘，或伴潮热，舌质淡红，苔薄白，脉沉细。

（2）气血虚弱　经期或经后小腹隐痛喜按，月经量少，色淡质稀，神疲乏力，头晕心悸，面色苍白，失眠多梦，舌质淡，苔薄，脉细弱。

（3）气滞血瘀　经前或经期小腹胀痛拒按，月经量少，经行不畅，色紫暗有块，块下痛减，胸胁、乳房胀痛，舌紫暗或有瘀点，脉弦涩。

（4）寒凝血瘀　经前或经期，小腹冷痛拒按，得热痛减，或周期后延，经血量少，色暗有块，畏寒肢冷，面色青白，舌暗，苔白，脉沉紧。

（5）湿热蕴结　经前或经期小腹疼痛或胀痛不适，有灼热感，或痛连腰骶，或平时小腹痛，经前加剧，月经量多或经期长，色暗红，质稠或有血块，平素带下量多、色黄稠臭秽，或伴低热、小便黄赤，舌红，苔黄腻，脉滑数或濡数。

痛经的治疗，应根据证候在气、在血、寒热、虚实的不同，以止痛为核心，以调理胞宫、冲任气血为主，或补气，或活血，或散寒，或清热，或补虚，或泻实。经期重在调血止痛以治标，及时缓解，控制疼痛；平素辨证求因以治本。标本缓急，主次有序，分阶段治疗。

一、药物外治法

（一）塞耳法

🥣 **处方 037**

75% 乙醇 50mL。

【用法】用消毒棉球蘸后塞耳孔，5~30 分钟见效。

【适应证】痛经。

【出处】韩家驹.《中医外治方药手册》陕西科学技术出版社.

处方 038

大蒜适量。

【用法】大蒜捣汁状，用消毒棉球蘸汁后塞耳孔。

【适应证】痛经之剧痛者。

【注意事项】避风寒，过敏者禁用。

【出处】韩家驹.《中医外治方药手册》，陕西科学技术出版社.

（二）点滴法

处方 039

肉桂、公丁香、樟脑（可用冰片代）各 30g。

【用法】上药压碎，以三花酒 500mL 浸泡，1 个月后去渣。置眼药或滴鼻液瓶中备用。用时将药 5~10 滴点舌面。先含后咽，3~15 分钟内痛缓。

【适应证】寒湿凝滞型痛经。

【注意事项】避风寒。过敏者禁用。

【出处】《中医杂志》1985，（6）：21.

（三）敷脐法

处方 040

肉桂、小茴香、炒干姜、延胡索、五灵脂、没药、当归、生蒲黄、赤芍各 6g。

【用法】上药（根据证型可加相应方剂）共研为末，经前 2 天，先清洗肚脐，取药粉适量，加醋调为糊状，敷于脐中，以纱布敷好，2 天换药 1 次，连用 3 次。3 个月为 1 个疗程。

【适应证】痛经。

【注意事项】避风寒。过敏者禁用。

【出处】《中国实用医药》2015，10（33）：191-192.

（四）热熨法

处方 041

食盐 500g，生姜 50g（切薄片），小茴香 50g。

【用法】以食盐 500g、生姜 50g（切薄片）、小茴香 50g 入锅中大火炒热后，立即装入棉布袋，将袋口扎紧，置于小腹处进行热熨。药凉即更换，每次 20 分钟。于月经来潮前 7 天开始，1 次 / 天，连续 7 次。行经期间停用。

【适应证】虚寒为主的痛经。

【注意事项】避风寒。一切生冷忌用。

【出处】《江苏中医药》2013，45（2）：39.

（五）穴位贴敷

处方 042

痛舒宁（关节镇痛膏）。

【用法】经前 3 天，剪取大小适中的小块，贴关元、中极、三阴交、肾俞、次髎穴，2 天换 1 次。经净停贴。

【适应证】痛经。

【注意事项】避风寒。过敏者禁用。

【出处】《中医针灸》1984，（4）：12.

（六）穴位按摩

处方 043

麝香风湿油（成药）。

【用法】用上药按摩气海、关元穴 3~5 分钟，致发热内传为止，每日 1 次，经净止。

【适应证】虚寒型痛经。

【注意事项】避风寒。过敏者禁用。

【出处】《北京中医》1985，（5）：49.

（七）穴位涂搽

处方 044

清凉油（成药）。

【用法】以清凉油适量，外搽神阙穴，1 日 2~3 次，痛愈为止。

【适应证】痛经。

【注意事项】避风寒。过敏者禁用。

【出处】《四川中医》1986，（11）：24.

（八）穴位注射

处方 045

丹参注射液。

【用法】患者仰卧位，取双侧三阴交穴，穴位区域常规消毒，用 5mL 一次性注射器抽取丹参注射液 2mL，将注射器针头快速刺入三阴交穴，提插捻转，使患者产生酸胀、沉重的感觉，抽吸无回血后，缓慢注入药液，每侧穴位注入 1mL，后用消毒棉球按压针眼，防止出血，最后用输液贴贴于针眼处，以防感染。1 个月经周期治疗 1 次。

【适应证】原发性痛经。

【注意事项】药物过敏者忌用。

【出处】《中医杂志》2018，59（3）：224-225.

（九）发疱法

处方 046

斑蝥、白芥子各 20g。

【用法】自制为膏状，分别于经前 5 天及经行始觉腹痛时取直径 0.2cm 大小药物，置于 2cm×2cm 胶布中心，贴于中极、关元穴，3 小时后揭去药膏，稍后可出现 0.5~1.0cm 水疱，过后不留瘢痕。

【适应证】寒凝血瘀型痛经。

【注意事项】注意保持局部皮肤干燥、避免摩擦。对发疱膏中的成分过敏，或局部皮肤有破溃、皮疹者禁用。

【出处】《湖南中医杂志》2018，34（7）：83-84.

二、非药物外治法

（一）磁疗法

🥣 **处方 047**

关元、三阴交、中极、气海。

【操作】800~1500Gs 磁片，经期取关元、三阴交或中极、气海穴位贴敷。3 个月经周期为 1 个疗程，治疗疗程视情况而定。

【适应证】痛经。

【注意事项】治疗过程中，注意观察患者生命体征，询问患者感受，必要时立即停止治疗。

【出处】贾一江，庞国明，府强.《当代中药外治临床大全》中国中医药出版社.

（二）按摩结合热敷

🥣 **处方 048**

小腹、腰骶部、八髎穴。

【操作】①按摩：患者仰卧位，身心放松。医者立其侧方，用单掌或双掌反复推摩小腹至温热，并使温热感持续 3~5 分钟，如此反复 2~3 次，按压天枢、气海、血海、三阴交各 1 分钟。患者俯卧，医者立其侧方，嘱患者做均匀呼吸，医者用两掌重叠按揉腰骶部，拇指反复揉按八髎穴；双拇指重按三焦俞、次髎穴各 1~2 分钟。月经前 1 周开始治疗，隔日 1 次，至月经来潮，3 个月经周期为 1 个疗程。②热敷：用铁锅将大盐粒炒至滚烫装入口袋将口系牢，在小腹部和腰骶部进行热敷各 20 分钟，每天 1~2 次，月经前 1 周开始热敷至月经来潮即可。

【适应证】寒湿凝滞型痛经。

【注意事项】应注意防止烫伤；皮肤有炎症或受伤者禁用。

【出处】《临床合理用药》2014，7（11）：54.

（三）推拿

处方 049

带脉、大巨、关元、气海等。

【操作】患者俯卧，在腰骶部做下行推法 3~5 次，双掌交替揉腰部两侧 2 分钟，双掌重叠揉骶部八髎穴一带数分钟，以透热为准。拇指揉点腰俞、次髎、肾俞各 1~2 分钟。患者仰卧，在腹部做轮状揉，重点揉小腹部，以透热为准。单掌抽脐揉反正各 9 圈，拿颤肓俞穴 3~5 次，拿抖小腹。拇指揉点带脉、大巨、关元、气海各 1~2 分钟。在双侧下肢内侧沿脾、肝、肾分别做手掌逆经揉压 5~7 次，拇指揉点足五里、血海穴各 1~2 分钟，小腿内侧用双手拇指做逆经揉压 5~7 次，一手拇指揉点阴陵泉，另一手拇指同时揉点太溪穴 1~2 分钟。握拿足部，拇指揉点三阴交、然谷各 1~2 分钟。

【适应证】寒湿凝滞型痛经。

【注意事项】皮肤有炎症或受伤者禁用。

【出处】《光明中医》2014，29（9）：1939–1940.

处方 050

居髎、环跳、秩边、次髎等。

【操作】用踩法。①患者俯卧，医者在其背部膀胱经上用全足掌做由轻渐重的推、揉，由上而下直至臀部。②医者面向一侧，用足跟部推揉、点按腰骶两侧肌筋，点按居髎、环跳、秩边等穴各 1 分钟。立掌用大足趾点按夹脊 3~5 遍。③医者面向足侧，先用掌根按揉腰骶，再用踇趾点按、拨揉次髎 2~3 分钟，以有酸胀温热感为佳。用足掌和足跟揉压骶骨两侧至秩边穴，以酸胀为度，而后再重复第 3 步。④医者用足跟点压承扶、殷门、委中 1~2 分钟，以有热感向下传导为度。⑤患者侧卧位，踩压大腿内侧，推擦足心及足内侧，⑥患者仰卧，全足掌顺时针揉腹，掌根点按肓俞、天枢、子宫、急脉等穴，每穴 2~3 分钟，以腹部有温热和向下传导感为佳。以患者能耐受为度。操作过程 40 分钟，经前 1 周连续施术 3~4 次，3 个月为 1 个疗程。

【适应证】气滞血瘀型和寒湿凝滞型痛经。

【注意事项】应注意防止用力过大；受伤者禁用。

【出处】《中医临床研究》2012，（4）：46–48.

（四）薄氏腹针加红外线治疗

✑ 处方 051

主穴：中脘、下脘、气海、关元、中极。

配穴：以下腹痛为主者加双侧外陵穴、患侧水道穴；以下腹痛、肛门坠胀为主者加双侧外陵穴、患侧水道穴、双气穴，中极加强；以下腹痛、腰骶部疼痛为主者加双侧外陵穴、患侧水道穴、双气旁穴、关元下。肾虚血瘀型加针刺大赫，艾灸神阙；寒凝血瘀型加艾灸神阙；气滞血瘀型加双气穴、中极；湿热瘀阻型加大横。

【操作】中脘、下脘、气海、关元深刺，中极中刺，双侧外陵穴、患侧水道穴中刺；双气穴、中极加强、双气旁穴、关元下浅刺。留针5分钟后轻捻转、慢提插以加强针感，再予留针20分钟。治疗组在施针后用红外线治疗仪照射腹部。于经前1周开始治疗，包括经期当天，每隔1~2天治疗1次，至少治疗3次或以上，3个月经周期为1个疗程。

【适应证】痛经。

【注意事项】治疗期间停用其他治疗。

【出处】《深圳中西医结合杂志》2012，22（2）：80–83.

（五）耳穴疗法

1. 耳穴压豆

✑ 处方 052

耳穴：子宫、内分泌、神门、皮质、交感、肝、肾。

【操作】耳部穴位常规消毒后，用0.5cm×0.5cm胶布粘王不留行籽1粒贴压在相应耳穴上，并嘱患者用手指每日按压4~6次，每次1分钟，使耳郭有热、胀、痛感。每次取单侧耳穴，两耳交替，每3天更换1次。

【适应证】痛经。

【注意事项】避风寒。过敏者禁用。

【出处】《宁夏医学杂志》2014，36（8）：755–756.

处方 053

主穴：内生殖器、内分泌、神门、缘中、腹、盆腔。

配穴：肝、肾、交感、皮质下。

【操作】先以 75% 乙醇棉球擦耳郭皮肤，再用干棉球擦净。用镊子夹起中间粘有压物的小方胶布，置于所选之穴区，并将其粘牢压紧。待各穴贴压完毕，即予以按压，直至耳郭发热潮红，并嘱患者协助每天按压 2~3 次。按压时注意将拇、食二指分置耳郭内外侧，挟持压物，先做左右圆形移动，寻得敏感点后，即采用一压一放式按压法，反复对压，每穴持续半分钟左右。按压的强度当根据自我的感受，不可太过用力。每贴压耳豆 1 次，可在耳上放置 3~5 天，每天自行按压 2~3 次，贴压 5 次为 1 个疗程，中间休息 1 周，再进行下一疗程。一般两耳轮换贴压。

【适应证】痛经。

【注意事项】应注意防水，以免脱落；出现胶布或药籽过敏及时取下。患有严重器质性病变禁用；皮肤有炎症或受伤者禁用；有习惯性流产的孕妇禁用。

【出处】《光明中医》2013，28（8）：1752-1753.

处方 054

耳穴：神门、子宫、内分泌、皮质下、交感、肾。

【操作】一般单侧耳穴贴压，两耳交替，每天更换 1 次，疼痛剧烈者双耳贴压。用 75% 乙醇棉球擦拭耳郭皮肤，用止血钳持粘有王不留行籽的 0.5cm×0.5cm 小胶布，将王不留行籽贴压在相应耳穴敏感点上，每穴按以中、重强度刺激 0.5~1 分钟，使局部产生痛、热、胀感。并嘱患者每日自行按压 5~6 次，每次按压 1~2 分钟。于痛经发生当时开始治疗，直至疼痛缓解后 3 天为止。下次月经来潮时无论有无痛经，均应在来潮时进行耳穴贴压。若有疼痛，治疗至痛止；若无疼痛，连治 7 天即可。

【适应证】痛经。

【注意事项】应注意防水，以免脱落；出现胶布或药籽过敏及时取下。患有严重器质性病变禁用；皮肤有炎症或受伤者禁用；有习惯性流产的孕妇禁用。

【出处】《光明中医》2013，28（8）：1752-1753.

2. 耳穴贴压配合电针

🥣 **处方 055**

耳穴主穴：神门、子宫、内分泌、皮质下、交感。配穴：腹、肝、肾、脾。

电针主穴：双侧三阴交。配穴：寒湿凝滞者加足三里；肝郁气滞者加太冲；气血虚弱者加血海、气海。

【操作】①耳穴贴压：非行经期采用。耳压王不留行籽，用强刺激手法，每周2次，嘱患者每日自行按压耳穴3次，每次1~2分钟。②电针：行经期采用。用75%乙醇在穴位消毒后，选用长2~3寸的28号不锈钢针进行针刺，接通电针治疗仪，将两根输出线的正、负极分别接到主穴和配穴上，疏密波，中等强度，以患者能耐受且感到舒适为度，通电留针30分钟，每日1次。

【适应证】痛经。

【注意事项】应注意防水，以免脱落；出现胶布或药籽过敏及时取下。患有严重器质性病变禁用；皮肤有炎症或受伤者禁用；有习惯性流产的孕妇禁用。

【出处】《光明中医》2013，28（8）：1752-1753.

3. 耳穴刺血

🥣 **处方 056**

耳穴：神门、子宫、内分泌、皮质下、交感、肾、肝。

【操作】一般选用单侧耳穴点刺放血，两耳交替，每天1次。先用棉签蘸皮肤消毒液安尔碘溶液，擦拭耳郭皮肤。然后取一次性5号注射针头，从上至下逐一点刺耳穴，刺破皮肤出血即可，切不可刺之过深，刺到软骨可导致剧烈疼痛，患者难以接受。刺出血后，再用棉签蘸取消毒液，反复擦拭针孔处，直到针孔部位不再出血，最后用消毒干棉球按压针孔，即可结束治疗。在治疗过程中患者即可感觉局部产生痛、热、胀感，告诉患者此是正常的针感。于痛经发生的当天开始治疗，直至疼痛缓解。下次月经来潮时无论有无痛经，均应在来潮时进行耳穴治疗。若有疼痛，治疗至痛止；

若无疼痛，连治 3 天即可。

【适应证】痛经。

【注意事项】皮肤有炎症或受伤者禁用；患有严重器质性病变禁用；有习惯性流产的孕妇禁用。

【出处】《光明中医》2013，28（8）：1752–1753.

4. 耳穴压豆配合体针疗法

处方 057

耳穴压豆主穴：子宫、卵巢、内分泌、交感、皮质下。配穴：寒凝胞中配肾、脾、膀胱、神门；气滞血瘀配肝、胆、神门；气血虚弱配心、肺、脾；肝肾不足配肝、肾。

体针取穴：三阴交（双侧）、地机（双侧）、血海（双侧）、合谷（双侧）。

【操作】耳穴压豆：每次从主穴和配穴中选择 3~4 个穴位，先将备好的王不留行籽放在医用胶布上，然后用 75% 乙醇棉球消毒患者耳郭，用尖端钝圆的探棒在所取耳穴周围探寻痛觉敏感点。将粘有王不留行籽的胶布贴在患者耳穴上，用拇指、食指对压耳穴，使之产生酸、麻、胀、痛感。治疗 40 分钟内按压耳穴 2~3 次，每次按压 3 分钟左右；6 小时后每日按压 1~2 次。隔日换对侧耳穴治疗，按压方法及时间同前，10 天为 1 个疗程。下一经期前后 10 天继续第 2 个疗程。

体针疗法：患者仰卧位，穴位常规消毒，用 28 号毫针分别针刺以上穴位，中强度刺激，得气后，用平补平泻法，留针 30 分钟。每日治疗 1 次，10 次为 1 个疗程，每个疗程从经前 1~2 天开始。

【适应证】痛经。

【注意事项】应注意防水，以免脱落；出现胶布或药籽过敏及时取下。患有严重器质性病变禁用；皮肤有炎症或受伤者禁用；有习惯性流产的孕妇禁用。

【出处】《光明中医》2013，28（8）：1752–1753.

5. 耳穴皮内埋针

处方 058

主穴：交感、神门、子宫、皮质下。

配穴：气滞加肝，血虚加脾，寒凝加肾，瘀血加盆腔，瘀热加卵巢。

【操作】先用 75% 乙醇常规消毒耳部，左手固定耳部，右手将特制的皮内针刺入耳穴后，再用胶布固定，并嘱患者每日 4 次按压埋针，以增强疗效。两耳可轮换埋针。从经期腹痛第一天开始治疗，7 天为 1 个疗程。

【适应证】痛经。

【注意事项】应注意防水，以免脱落；出现胶布过敏及时取下。患有严重器质性病变禁用；皮肤有炎症或受伤者禁用；有习惯性流产的孕妇禁用。

【出处】《光明中医》2013，28（8）：1752–1753.

（六）火针疗法

🥣 **处方 059**

关元、次髎（双）、三阴交、合谷、子宫、十七椎、地机、太冲。

【操作】局部常规消毒，将中细火针在点燃的酒精灯外焰中烧至红亮，迅速将针刺向所选穴位，深度 0.5~1 寸。火针出针后，用无菌干棉球迅速按压针孔，以减轻疼痛。治疗时注意避开血管、神经，如针处出血，一般勿止，待其自止。腹部关元和子宫穴针刺深度为 3cm，次髎穴深度为 1.5cm，十七椎深度为 0.5cm，三阴交和地机深度均 1cm，合谷和太冲深度均 0.5cm。月经前 3~5 天开始治疗，两组穴位交替进行，连续治疗 10 天为 1 个疗程。

【适应证】寒凝血瘀型痛经。

【注意事项】嘱患者注意局部保暖与休息。针后不得搔抓患处，保持针孔清洁干燥；一天内禁淋浴，不要污染局部；禁食生冷辛辣之品。

【出处】《中医药导报》2014，20（1）：74.

（七）隔药饼灸

🥣 **处方 060**

主穴：气海、关元、中极、子宫、归来、八髎。

配穴：气血虚弱型加足三里、三阴交；气滞血瘀型加中都、血海；寒湿凝滞型加阴陵泉、水道；肝肾亏损型加曲泉、太溪。

【操作】药饼制作：当归、香附、肉桂、红花、吴茱萸等各等份，研末备用。使用时用姜汁调和，并制成直径 4cm、厚 2cm 药饼。

治疗前嘱患者平（俯）卧于床上，将药饼放置于所选相应穴位，其上放置直径 2cm、高 2cm 三年陈艾炷，以患者感觉温热舒适不灼烫、灸处皮肤出现红晕为度。每次灸 3 壮，隔日 1 次。在每次月经前 10 天开始进行隔药饼灸，月经期停止。每次取 3~4 穴进行治疗。对于不适合隔药饼灸治疗的穴位可以采用悬灸法。3 个月经周期为 1 个疗程。

【适应证】寒湿凝滞型痛经。

【注意事项】注意询问患者感觉，以防烫伤皮肤。在治疗期间不进行其他治疗。月经期间禁食寒凉饮食，注意保暖，加强经期卫生，避免剧烈运动、过度劳累和受寒。

【出处】《上海针灸杂志》2014, 33（2）: 140-142.

（八）隔姜灸

处方 061

主穴：关元、肾俞、中极、地机。

配穴：疼痛重，加次髎；寒证重，加命门；气滞，加太冲；腹胀，加天枢。

【操作】穴位选取根据患者经络特性及原发性痛经的病因病机。在治疗中，拟定了以温补足少阴肾经、足太阳膀胱经和调理足厥阴肝经、足太阴脾经为主的治疗原则。

将鲜生姜片切成厚约 0.3cm 的生姜片，用针扎孔数个，置施灸穴位上，用大艾炷（重量约 1.5g）点燃放在姜片中心施灸，若患者有灼痛感可将姜片提起，使之离开皮肤片刻，旋即放下，再行灸治，反复进行，以局部皮肤潮红湿润为度。每穴施灸 5~10 壮，施灸壮数依痛经程度而定，轻度用 5 壮，中度用 8 壮，重度用 10 壮。治疗于每次行经前 1 周左右开始，每日 1 次，7 日为 1 个疗程。

【适应证】原发性痛经（寒湿凝滞型）。

【注意事项】注意防止烫伤；皮肤有炎症或受伤者禁用；出现过敏及时取下。

【出处】《时珍国医国药》2010, 21（8）: 2010-2012.

（九）温和灸

处方 062

三阴交、关元、命门。

【操作】患者取仰卧位，常规暴露施灸部位，将百笑灸用医用胶布粘贴在三阴交穴上，然后拔开灸筒盖，安装好灸芯、点燃灸炷后扣合在灸筒上。左右旋转筒身，通过调节进气孔大小，使灸温度适中（一般温度为42℃）。升降灸筒盖也可调节灸温，以皮肤感到明显的灼热感为度。待30分钟后，皮肤热感消失，灸筒壁凉，灸芯中灸炷燃烧完毕后，拔开灸筒盖，取下灸芯，将灸芯按压熄火或放入盛水容器中熄灭。然后用同法在关元穴处施以百笑灸30分钟。次日，患者取俯卧位，皮肤常规消毒，在命门穴处施以百笑灸30分钟，然后在三阴交穴施以百笑灸30分钟。在月经来潮前10天开始治疗，每日1次，仰卧与俯卧位交替进行，灸至月经来潮。以1个月经周期为1个疗程。

【适应证】原发性痛经。

【注意事项】注意防止烫伤；皮肤有炎症或受伤者禁用。

【出处】《上海针灸杂志》2014，33（9）：824-825.

（十）温针灸

处方 063

主穴：中极、三阴交、子宫穴（中极穴旁开3寸）。

配穴：肝肾亏虚者加肾俞、命门、足三里；气血不足者加关元、血海、脾俞；气滞寒凝者加膈俞、丰隆、气海、地机；疼痛较重者加次髎、太冲、地机、合阳。

【操作】在月经周期前1周开始治疗。患者取卧位，针刺所选穴位，多用平补平泻手法，虚证适当用上补法，疼痛较重者用泻法，主穴必取。针刺得气后，选1cm长艾炷夹在针刺子宫穴的针柄上，灸3~5壮，余穴根据证型加取，腹部加TDP照射。月经期艾灸子宫穴减至1~2壮，并以针刺背俞穴为主。每次40分钟，10次（1个月经周期）为1个疗程。

【适应证】痛经。

【注意事项】注意防止烫伤；皮肤有炎症或受伤者禁用。

【出处】《内蒙古中医药》2014，2（3）：28.

（十一）隔药灸

处方 064

以中极、神阙、归来、次髎、三阴交为主穴，再根据病证随证加减穴位。

【操作】将吴茱萸 2g，肉桂 4g，细辛 2g，当归 4g，没药 3g，艾叶 4g，延胡索 4g，白芥子 3g 制成粉剂，然后将药粉用鲜姜汁、香油调成药膏，做成直径 2cm 的圆锥状药饼，再将药饼粘在医用通气胶带（5cm×5cm）中央。托起医用通气胶带和药饼贴敷于所选穴位上，轻轻按揉铺平固定。

采用温和灸法治疗。将艾条的一端点燃，对准贴药的穴位，距皮肤 2~3cm 处进行熏烤，使患者局部有温热感而无灼痛为宜，每穴灸 5~7 分钟。先灸次髎，再灸神阙、中极、归来，后灸三阴交。以上疗法均于月经来潮前 7 天同时开始，每日 1 次，经来停止。

【适应证】原发性痛经。

【注意事项】应注意防止烫伤；皮肤有炎症或受伤者禁用；出现胶布或药物过敏及时取下。

【出处】《上海针灸杂志》2013，32（2）：130.

综合评按：中医外治法在痛经的治疗中具有简便实用的特点，故被广泛应用。它可以有效地消除疼痛，减轻痛苦，在预防和治疗痛经方面，都有显著可靠的效果，特别对寒凝及血瘀型的痛经，更具有独特功效。例如：敷脐法有效率在 87%~95%，常可 1 次即效；点滴法、滴耳法，药后 15~30 分钟痛止；穴位注射及灸法，疏通经络，引药直达病所；清凉油、风湿油、关节镇痛膏，老药新用，在痛经的治疗中发挥一定作用。《医宗金鉴·妇科心法要诀》："经后腹痛当归建，经前胀痛气为殃。"本文所选诸法，对寒（虚、实）瘀所致痛经效果最佳，对气血虚弱者，在用以上办法治标的同时，还应在辨证的基础上，配合内服药，以治其本。如属各种疾病引起的继发性痛经，在积极治疗原发病的情况下，也可试用以上办法。

第四节　带下病

带下病是指带下量明显增多或减少，色、质、气味发生异常，或伴全身、局部症状者。它包括带下过多、带下过少。在某些生理性情况下也会出现带下增多或带下减少，如：妇女在月经期前后、排卵期、妊娠期带下量增多而无其他不适者，为生理性带下；绝经期白带减少而无其他不适者，也为生理现象。应注意区分。

1. 病因病机

带下过多的主要病因是湿邪，湿邪有内生与外感之别。外湿指外感之湿邪逢经期、产后乘虚内侵胞宫，以致任脉损伤、带脉失约，引起带下病。内湿的产生与脏腑气血功能失调有密切的关系，譬如脾虚运化失职，水湿内停，下注任带；肾阳不足，气化失常，水湿内停；素体阴虚，感受湿热之邪，伤及任带等。总之，"夫带下俱是湿证"（《傅青主女科》），脾肾功能失常是发病的内在条件，任脉损伤、带脉失约是带下过多的基本病机。临床常见分型有脾虚湿困、肾阳虚、阴虚夹湿、湿热下注、湿毒蕴结五种。

带下过少的主要病因是肝肾亏损、血枯瘀阻，主要病机是任带失养。临床常见分型有肝肾亏损、血枯瘀阻两种。

2. 临床诊断

（1）带下量多或带下量少，色黄、白、赤，或黄白相间，或赤黄相间；质清稀或黏稠；气味腥、臭秽，或秽浊。

（2）伴腰部酸痛，小腹坠痛，下肢酸痛，或阴户灼热、瘙痒等症状。

3. 中医分型

（1）湿热下注型　带下量多，色黄或黄白，质黏腻，有臭气，胸闷口腻，或小腹作痛，或带下色白质黏如豆腐渣状、阴痒等，小便色黄，舌苔黄腻或厚，脉濡滑略数。

（2）热毒蕴结型　带下量多，赤白相兼或五色杂下，质黏腻或如脓样，有臭气或腐臭难闻，小腹作痛，烦热口干，头晕，午后尤甚，大便干结或臭秽，小便色黄量少，舌红，苔黄干，脉数。

（3）肝经湿热型　带下色黄如脓或赤白相兼，量多黏稠，臭秽异常，甚或浑浊如米泔，呈泡沫状及豆腐渣样，阴部奇痒、灼热疼痛，心烦易怒，胸胁胀痛，口苦咽干，小便短赤，舌红，苔黄或黄腻，脉弦数或滑数。

（4）脾阳虚型　带下量多，色白或淡黄，质稀薄，无臭气，绵绵不断，神疲倦怠，四肢不温，纳少便溏，两足跗肿，面色㿠白，舌质淡，苔白腻，脉缓弱。

（5）肾阳虚型　带下量多，色白清冷，稀薄如水，淋漓不断，头晕耳鸣，腰痛如折，畏寒肢冷，小腹冷感，小便频数，夜间尤甚，大便溏薄，面色晦暗，舌淡润，苔薄白，脉沉细而迟。

（6）阴虚夹湿型　带下量不甚多，色黄或赤白相兼，质稠或有臭气，阴部干涩不适或有灼热感，腰膝酸软，头晕耳鸣，颧赤唇红，五心烦热，失眠多梦，舌红，苔少或黄腻，脉细数。

一、药物外治法

（一）擦洗法

处方 065

苦参四妙外洗方：苦参 60g，蛇床子、黄柏各 30g，苍术、薏苡仁各 15g。

【用法】上药水煎 1 小时后滤渣，洗涤外阴周围及阴道，每日 2~3 次。7 日为 1 个疗程。

【适应证】阴道炎所致的带下病。

【注意事项】注意勿烫伤；过敏者停用；经期慎用。

【出处】《陕西中医学院学报》1989，（4）：37.

（二）扑粉法

处方 066

黄柏、蒲黄、甘草、雄黄各 0.6g，薄荷、龙胆草各 0.3g，青黛、冰片各

0.9g，生石膏 3g，珍珠粉 0.1g。

【用法】上药研细末，过 120 目筛，混匀装瓶密封备用。用窥阴器暴露宫颈后，以 0.1% 新洁尔灭清洗阴道及宫颈分泌物（宫颈炎症明显脓性分泌物多可用 75% 乙醇擦洗），然后用喉头喷粉器将药粉均匀喷洒于患部，每日 1 次。7 次为 1 个疗程。

【适应证】宫颈糜烂所致的带下病。

【注意事项】注意勿烫伤；过敏者停用；经期慎用。

【出处】《江西中医药》1990，（1）：32.

（三）熏洗法

处方 067

蛇床子、白鲜皮、黄柏各 50g，荆芥、防风、苦参、龙胆草各 15g，薄荷 10g（后下）。

【用法】上药水煎后熏洗外阴，每日 2 次。10~15 日为 1 个疗程。

【适应证】滴虫或真菌所致的湿热型带下病。

【注意事项】注意勿烫伤；过敏者停用；经期慎用。

【出处】吴震西.《中医内病外治》人民卫生出版社.

（四）冲洗法

处方 068

狼牙汤加味方：狼牙草、蛇床子、土茯苓、枯矾等。

【用法】上药用 1500~2000mL 水煎煮沸腾 15~20 分钟后，滤出药液，趁热先熏洗外阴部，待药液温后坐浴、抹洗或冲洗阴道 3 分钟，1~2 次 / 天，每日 1 剂。7 天为 1 个疗程。

【适应证】湿热下注型带下病。

【注意事项】用药期间禁止服用其他用药，禁房事；月经干净 3 天后开始用药。在治疗期间配偶可同时用药，真菌性阴道炎患者，配偶可服用酮康唑 200mg、日 1 次；滴虫性阴道炎患者，配偶可服用甲硝唑 0.2g、日 3 次。忌食辛辣、腥味等刺激性发物食品；加强个人卫生。

【出处】《贵阳中医学院学报》2001，23（2）：30-32.

（五）纳药法

处方 069

六神丸（成药）。

【用法】洗净外阴，取上药 15 粒，塞入阴道内，每晚 1 次，经期停用，6 日为 1 个疗程。

【适应证】滴虫所致的带下病。

【注意事项】经期停用。

【出处】《新中医》1989，（12）：17.

（六）敷脐法

处方 070

芡实、桑螵蛸各 30g，白芷 20g。

【用法】上药共研细末，醋调后敷神阙穴，1 日换药 1 次。

【适应证】带下病。

【注意事项】药物过敏者禁用。

【出处】张建德.《中医外治法集要》陕西科学技术出版社.

（七）药熨配合穴位贴敷

处方 071

白术 20g，川芎 15g，苍术 15g，柴胡 8g，黄芪 15g，生姜 10g，香附 10g，桂枝 9g，丁香 9g，艾叶 9g。

【用法】将上药制成散剂，用药熨法刺激特定穴位（带脉、气海、脾俞、关元、建里、足三里、三阴交）。每次药熨后的散剂取出一部分用姜汁调，并制作成膏状，作穴位贴敷治疗使用，以延长穴位刺激时间。药熨每次治疗 15 分钟，1~2 次 / 天；穴位贴敷每次贴敷 4~6 小时，1 次 / 天。10 天为 1 个疗程。

【适应证】带下病。

【注意事项】药物过敏者禁用。

【出处】《中医临床研究》2015，7（29）：142–144.

（八）洗塞同治

🥣 处方 072

霉滴洗剂：蛇床子、苦参、龙胆草、黄柏、地肤子、明矾。

【用法】浓煎成水剂，每日坐浴或冲洗阴道 1 次，10 次为 1 个疗程。

【适应证】肝经湿热型带下病。

【注意事项】①要审证论治，配合检查。不能一概滥用。②月经期禁用，用药期间禁房事。③治疗应连续，不宜中断。④有真菌、滴虫者，嘱其勤洗内衣，消毒洗浴用具。⑤根据病情适当配合内服药加强疗效。

【出处】《浙江中医学院学报》1985，9（2）：29-30.

🥣 处方 073

霉滴胶丸：苦参、蛇床子、黄柏。

【用法】将上药研细末，加入冰硼散混合，高压消毒后装胶囊内。每晚睡前纳 1 粒阴中，10 次为 1 个疗程。与处方 072 洗塞并用效果更佳。

【适应证】肝经湿热型带下病。

【注意事项】①要审证论治，配合检查。不能一概滥用。②月经期禁用，用药期间禁房事。③治疗应连续，不宜中断。④有真菌、滴虫者，嘱其勤洗内衣，消毒洗浴用具。⑤根据病情适当配合内服药加强疗效。

【出处】《浙江中医学院学报》1985，9（2）：29-30.

（九）贴敷法

🥣 处方 074

带必康散：蛇床子、苦参、雄黄、枯矾、冰片、硼砂、血竭、滑石、乳香、没药、黄连、金银花、连翘、炒蒲黄、五倍子等。

【用法】先将冰片、雄黄、枯矾、硼砂研为细末，余药经粉碎过 80~120 目筛，和同前药拌匀，瓶装密封备用。另取虎杖 500g，加水 1500mL 浓煎取汁 1000mL，加防腐剂瓶装备用。

治疗操作过程：①令患者仰卧，取膀胱截石位，医者用窥阴器扩开阴道，暴露宫颈。②用新洁尔灭或 0.9% 生理盐水棉球，将阴道、宫颈处的分泌物擦净，如有糜烂面者，用2.5%碘酒及75%乙醇消毒，继用干棉球擦干。③用长摄取消毒干棉球一枚，先蘸虎杖液少许，再蘸"带必康散"0.5g左右，将其贴于宫颈部位，上药完毕取出窥阴器。每天上药1次，7次为1个疗程。

【适应证】带下病。

【注意事项】经期停用。治疗期间必禁性生活，忌食辛辣刺激食物。

【出处】《新中医》1990，（3）：25-26.

（十）坐浴法

处方 075

蛇床子 15g，土茯苓 30g，苦参 15g，黄柏 15g，花椒 6g，土荆皮 15g，地肤子 15g，白鲜皮 15g，连翘 12g。

【用法】用二层干净的大纱布将以上中药包裹，封口后放置于盛有凉水的药锅中，水没药2cm，浸泡30分钟，之后将药锅加热，待水煮沸后文火熬20分钟，至药水约500mL，取出纱布包，将药水倒入一器皿中，先熏后洗再坐浴20分钟。1剂/天，1次/天，连续治疗7天为1个疗程。若出现皮肤过敏现象，则中止治疗。

【适应证】带下量多（湿热下注型）。

【注意事项】药物过敏者禁用，经期停用。

【出处】《中国中医药现代远程教育》2013，14.（7）：11-12.

处方 076

蛇床子 15g，百部 12g，金银花 12g，白花蛇舌草 15g，煅龙骨 12g，煅牡蛎 12g，生薏苡仁 15g，芡实 12g，白鲜皮 12g，地肤子 12g，川萆薢 12g，紫苏叶 10g，苦参 12g，川黄柏 12g。

【用法】水煎，早、晚各坐浴1次，每次5~10分钟，7天为1个疗程。

【适应证】带下病（湿热下注型）。

【注意事项】药物过敏者禁用，经期停用。

【出处】《中国中医药现代远程教育》2014，12（7）：17-18.

二、非药物外治法

针灸

处方 077

关元、血海、三阴交、脾俞、肾俞、足三里等。

【操作】针灸治疗方面配以局部及远端取穴的原则，如局部取关元、中极、子宫等，远端选取足三里、三阴交、阴陵泉。同时中药治疗，随证配药，标本兼顾，以达到最佳的治疗效果。

【适应证】带下病（属真菌性外阴阴道炎者）

【出处】《中医临床研究》2015，7（29）：142-144.

综合评按：带下病是妇科常见病之一。中药外治法具有针对性强、不良反应小的特点，患者易接受，便于开展，并且疗效较佳。如粉扑法、擦洗法，总有效率100%，冲洗法、敷脐法、热熨及纳药法有效率在90%以上。除本文所选诸法外，还可根据辨证论治，将中药煎为150mL，每晚50mL灌肠，保持胸膝位15分钟。此法特别适用于盆腔炎所致的带下症。

带下病的病因较多，临床上以黄、白带最为常见。如带下带血，则应警惕宫颈癌等肿瘤的可能。如经以上治疗无好转或仅好转而无痊愈，则应系统检查，以明确是病重药轻，还是疗程不够，或有其他病变，以免延误病情。炎症所致的各种带下，好转后应注意个人卫生，定期复查，防止复发，并坚持治疗一段时间。

第五节　妊娠剧吐

妊娠早期，出现严重的恶心呕吐、头晕厌食，甚或食入即吐者，称为妊娠呕吐，又称"妊娠恶阻""子病""阻病"等。本病是妊娠早期常见的病证之一，如及时治疗，护理得法，多数患者可迅速康复，预后大多良好。若仅见恶心嗜酸、择食，或晨间偶有呕吐痰涎，为妊娠早期的正常反应，不作病论，一般12周后即可逐渐消失。

1. 病因病机

本病的发病机制主要是冲气上逆、胃失和降。可由素性肝旺，或肝热气逆，受孕后血聚胞宫养胎，冲脉气盛，冲脉附肝，冲脉之气上逆，冲气夹肝火上犯逆胃，致使胃失和降所致；也可由素体脾胃虚弱，孕后经血不泻，冲脉气盛，冲气犯胃，胃失和降而致。这两种未及时治疗，可发展到气阴两虚型。

恶阻的原因主要为绒毛膜促性腺激素分泌过多，胃酸分泌减少，胃肠蠕动降低，饮食消化吸收减缓而引起反射性呕吐。精神紧张，情绪抑郁，对妊娠恐惧以及神经系统功能不稳定的人尤易发生恶阻。

2. 临床诊断

根据病史、症状及相关检查，确诊为有孕，孕后出现频繁呕吐、厌食，甚至全身乏力、精神萎靡、择食嗜酸、全身皮肤和黏膜干燥、眼球凹陷、体重下降，严重者可出现血压下降、体温升高、黄疸、嗜睡和昏迷等症。需与妊娠期间其他原因引起的呕吐相鉴别，如葡萄胎、妊娠合并急性胃肠炎、妊娠期急性阑尾炎、消化性溃疡、病毒性肝炎等。

3. 中医分型

（1）脾虚型　妊娠早期，恶心呕吐，甚则食入即吐，脘腹胀闷，不思饮食，口淡或呕吐清涎，神疲嗜睡，舌淡，苔白润，脉缓滑无力。

（2）肝热型　妊娠初期，呕吐酸水或苦水，胸满胁痛，嗳气叹息，头晕目眩，口苦咽干，渴喜冷饮，便秘溲赤，舌红，苔黄燥，脉弦滑数。

（3）痰滞型　妊娠早期，呕吐痰涎，胸膈满闷，不思饮食，口中淡腻，头晕目眩，心悸气短，舌淡胖，苔白腻，脉滑。

一、药物外治法

（一）贴敷法

📿 处方 078

丁香 15g，半夏 20g，生姜 30g。

【用法】丁香、半夏共为细末，以生姜煎浓汁，调为糊状，取适量，涂敷脐部，外盖纱布，并用胶布固定。

【**适应证**】妊娠呕吐。

【**注意事项**】局部过敏者停用。

【**出处**】贾一江，庞国明，府强.《当代中药外治临床大全》中国中医药出版社.

处方 079

生姜 6g。

【**用法**】将生姜烘干，研为细末，过筛，以水调为糊状，敷内关穴，也可敷脐，外用伤湿止痛膏固定。

【**适应证**】妊娠呕吐。

【**注意事项**】局部过敏者停用。

【**出处**】张建德.《中医外治法集要》陕西科学技术出版社.

处方 080

吴茱萸 5g，姜半夏 3g，丁香 3g。

【**用法**】患者于病床上取仰卧位，做好全身的保暖工作，仅暴露腹部神阙穴。用棉签对其脐部外周消毒处理后，以吴茱萸 5g、姜制半夏 3g、丁香 3g 研磨成粉，用生姜汁调成糊状，烘干后制成饼状，填满患者整个肚脐，可高出腹部皮肤 2cm 左右，顶部覆盖直径达 2~2.5cm，轻轻压实并以贴敷用胶布覆盖固定，在气温较低时以 40~50℃暖水袋置于患者脐部贴敷上保温。每次均贴敷 6 小时，嘱咐患者切勿抠挖或沾湿脐部贴敷，如出现不适等情况可及时告知护理人员，贴敷时间结束后方可拆下洗净。2 次 / 天，7 天为 1 个疗程。

【**适应证**】妊娠呕吐。

【**注意事项**】局部过敏者停用。

【**出处**】《中国中医药现代远程教育》2019，17（14）：81-83.

（二）生姜贴敷配合穴位按压

处方 081

新鲜生姜 20g。

【用法】①生姜穴位贴敷：取新鲜生姜 20g 去皮洗净剁成姜泥，少许陈醋与生姜共同调成糊状，分成 2 份，制成 15cm×15cm 药饼贴，置于胶布上，贴敷于双侧内关穴，持续 30 分 / 次，2 次 / 天。②内关穴位按压：嘱患者取仰卧位，双手掌向上，双臂伸直，双腿平伸。按压双侧内关（位于腕横纹上 2 寸，在掌长肌腱与桡侧腕屈肌腱之间），按压力度由轻到重，使患者感到局部有酸、麻、胀、痛感，各持续 20 分 / 次，2 次 / 天。治疗时间均为 7 天。

【适应证】妊娠呕吐。

【注意事项】按压程度以患者能承受为度。局部过敏者停用。

【出处】《世界中医药》2020，15（2）：284-285.

（三）穴位贴敷联合穴位按摩

处方 082

炒白术、党参、砂仁、豆蔻。

【用法】将药物研磨成细粉末，倒入药杯中，注入适量生理盐水，涂抹在贴敷上。指导患者平卧位，双手向上将贴敷贴在中脘穴（即腹部、前正中线上，约脐上 4 寸）、上脘穴、足三里穴等部位。同时对所取穴位按摩，3 次 / 天，每次 1~2 分钟。按摩完毕后，使用专用贴敷固定。6 天为 1 个疗程。

【适应证】胃虚型妊娠呕吐。

【注意事项】按压程度以患者能承受为度。局部过敏者停用。

【出处】《中国当代医药》2019，26（26）：164-166.

处方 083

黄芩、黄连、紫苏梗、梅花。

【用法】将上药研磨成细粉末，倒入药杯中，注入适量生理盐水，涂抹在贴敷上，指导患者平卧位，双手向上将贴敷贴在中脘穴（即腹部、前正中线上，约脐上 4 寸）、双侧内关穴（即手前臂掌侧、腕横纹上方 2 寸）、上脘穴等部位。同时对所取穴位按摩，3 次 / 天，每次 1~2 分钟。按摩完毕后，使用专用贴敷固定。6 天为 1 个疗程。

【适应证】肝热型妊娠呕吐。

【注意事项】按压程度以患者能承受为度。局部过敏者停用。

【出处】《中国当代医药》2019, 26（26）: 164–166.

处方 084

陈皮、茯苓、姜竹茹、姜半夏。

【用法】将上药研磨成细粉末，倒入药杯中，注入适量生理盐水，涂抹在贴敷上，指导患者平卧位，双手向上将贴敷贴在中脘穴（即腹部、前正中线上，约脐上 4 寸）、上脘穴、双侧丰隆穴等部位。同时对所取穴位按摩，3 次/天，每次 1~2 分钟。按摩完毕后，使用专用贴敷固定。6 天为 1 个疗程。

【适应证】痰滞型妊娠呕吐。

【注意事项】按压程度以患者能承受为度。局部过敏者停用。

【出处】《中国当代医药》2019, 26（26）: 164–166.

（四）穴位注射

处方 085

黄芩注射液 6 支，板蓝根注射液 6 支。

【用法】取穴：背俞（肝俞、胆俞、脾俞、胃俞）按压有酸痛、压痛明显的，臀压诊点（以压痛明显为准），足三里或阳陵泉。操作按穴位注射常规，每穴各 2 支，分别在上述穴位注射。

【适应证】肝热型妊娠呕吐。

【注意事项】药物过敏者禁用。

【出处】《新中医》1983,（3）: 48–49.

处方 086

黄芩注射液 6 支。

【用法】取穴同处方 085。每穴分别注射 2 支黄芩注射液。

【适应证】脾虚型妊娠呕吐。

【注意事项】药物过敏者禁用。

【出处】《新中医》1983,（3）: 48–49.

处方 087

黄芩注射液 4 支。

【用法】取穴：肺俞、三阴交。每穴分别注射 2 支黄芩注射液。

【适应证】妊娠呕吐。

【注意事项】药物过敏者禁用。

【出处】《新中医》1983,（3）：48-49.

（五）穴位注射加艾灸

处方 088

黄芩注射液 4 支。

【用法】穴位注射取穴肺俞、三阴交，每穴分别注射 2 支黄芩注射液。在穴位注射的同时，配合艾灸，先灸背俞，后灸中脘、膻中，共 15 分钟，每日 2 次。5 日为 1 个疗程。轻者可每日 1 次。

【适应证】妊娠呕吐。

【注意事项】药物过敏者禁用。

【出处】《新中医》1983,（3）：48-49.

（六）中药直肠滴入

处方 089

麦冬 10g，五味子 10g，竹茹 10g，橘皮 10g，姜半夏 6g，黄芩 10g，生地 10g，党参 15g，炙黄芪 30g，白芍 15g，砂仁（后下）6g，炒白术 20g，炙甘草 6g。

【用法】上药浓煎 50mL，直肠滴入，插管 15cm 左右，操作时动作轻柔缓慢，温度控制在 37~38℃，滴速控制在 15~20 滴 / 分，患者在滴入过程中及结束后应无便意感。滴入过程中密切观察胎心及宫缩。治疗次数视情况而定。鼓励患者按需进食，少食多餐，以免刺激引起呕吐。

【适应证】食入辄吐的顽固性妊娠剧吐。

【注意事项】①向患者充分交代直肠滴入有诱发子宫收缩致流产的可能性，患者及家属同意并签字后用药；②注意维持滴入温度、控制滴入速度，温度不能过高或过低，速度不能过快，以防诱发宫缩；③用药过程中密切观察宫缩情况，并监测胎心。

【出处】《现代中医药》2012，32（6）：28-29.

二、非药物外治法

（一）冷敷法

处方 090

冷水毛巾。

【操作】患者服药后，用冷水浸过的湿毛巾敷于颈、胸部，以防止吐药。

【适应证】妊娠食入辄吐、服药亦吐者。

【注意事项】冷敷时，注意观察皮肤颜色，出现发紫、麻木时要立即停用。冷敷时间不宜过长，以免影响血液循环。

【出处】哈荔田.《哈荔田妇科医案医话选》天津科学技术出版社.

（二）穴位吸引

处方 091

中脘穴。

【操作】将穴位吸引器的壶嘴上套皮管，将壶口放在中脘穴上，皮管的另一端接 50mL 针筒，将壶内空气吸出，使之呈负压，随即弯曲皮管，用夹子夹紧，防止漏气，此时患者立即进食，食后 15~20 分钟放去负压，取下穴位吸引器。每次食前使用 1 次。

【适应证】严重的妊娠食入即吐者。

【注意事项】有些患者使用 2~3 天后，疗效有所降低，可能是穴位疲劳所致，这时可加用针刺足三里。

【出处】《上海中医药杂志》1982，（11）：9.

（三）拔火罐

处方 092

中脘穴。

【操作】拔罐法是以罐为工具，利用罐内负压原理（如燃烧、抽吸、蒸气等），使罐吸于腧穴或体表部位，以达到调整机体功能、防治疾病的一种外治方法。具有活血通络、疏风散寒、行气止痛、拔毒泄热等效用。采用胶皮罐外吸中脘穴，每次在进食前使用，食后 30 分钟取下，同时配合三阴交穴。每日 2~3 次，7 天为 1 个疗程。

【适应证】胃虚型妊娠呕吐。

【注意事项】拔罐力度以患者能承受为度。

【出处】《江西中医药》2016，47（402）：75-78.

（四）耳穴埋豆

处方 093

膈俞、肾、神门、胃、脾、肝等。

【操作】患者耳郭常规消毒，取 5mm×5mm 医用胶布，粘王不留行籽 1 枚，贴压于膈俞、肾、神门、胃、脾、肝等耳穴，嘱患者三餐前出现恶心、呕吐等症状时按压，每次按压 2-5 分 / 次，至少 4~5 次 / 天，出现酸、麻、胀、痛等表现为佳。7 天为 1 个疗程。

【适应证】妊娠食入辄吐、服药亦吐者。

【注意事项】局部过敏者停用。

【出处】《实用妇产科内分泌杂志》2016，3（9）：83-84.

（五）针刺联合耳穴压豆

处方 094

针刺取穴：内关、公孙、足三里。

耳穴：胃、脾、肝、肾等。

【操作】针刺同时用王不留行耳贴贴耳穴。针刺内关、公孙、足三里均用平补平泻针法，每次留针 30 分钟，每隔 10 分钟用弹法行针 1 次，可每日或隔日 1 次；或者严重的妊娠剧吐患者开始 1 天 1 次，待病情减轻后可隔日 1 次。一般 5 次为 1 个疗程。耳穴一般贴 1 次可保持 7 天，每天自行按压 3~4 次，或者饭前半小时按压 1 次，7 天后更换。

【适应证】妊娠食入辄吐、服药亦吐者。

【注意事项】注意避免晕针。局部过敏者停用。

【出处】《中医临床研究》2014，6（8）：63–64.

（六）艾灸

处方 095

间使穴。

【操作】用艾条灸间使穴，每次 15 分钟。

【适应证】妊娠食入即吐者。

【注意事项】注意避免烫伤。

【出处】哈荔田.《哈荔田妇科医案医话选》天津科学技术出版社.

综合评按： 妊娠呕吐目前临床多采用口服中药治疗。但很多孕妇在服用中药期间，因中药味道比较重，孕妇使用起来比较难以接受。另外由于口服药易对胎儿产生影响，故应用时多有顾虑。而中药外治法却无此弊，对一些食入即吐，甚至服药也吐的患者，比内服药更具有优越性。其中外敷法是通过应用降逆止呕的药物作用于有关穴位而取效的，并配合穴位本身的作用，提高疗效。穴位吸引法是最近发明的一种止呕方法，据报道曾治疗 62 例，40 例显效、22 例好转。冷敷法和艾灸一般在食后马上应用，是解决剧吐患者服药、进食等的有效途径。穴位注射加艾灸具有艾灸和药物的双重协同作用，据报道，治疗妊娠呕吐 48 例，5 天内显效者 47 例、6 天显效者 1 例。使用针刺联合耳穴压豆等外治法治疗妊娠剧吐，效果比较明显，一般病情不是很严重的患者治疗 1 次后病情缓解。直肠用药有其独特的优点，药物的生物利用度高，中药直肠滴入后药物成分吸收大部分不经肝脏而直接进入大循环，避免了肝脏的首过效应，防止或减少药物在肝脏被破坏，也能防止胃肠道消化液对药物的破坏，使药物的生物利用度得到充分发挥。由于直肠滴入有诱发宫缩致先兆流产可能，在妊娠剧吐患者中很少应用。

对于呕吐剧烈频繁，进而出现酮体，并伴有脱水和电解质紊乱者，则应同时采取补液、纠正酮体及电解质紊乱等中西医结合措施，并让患者少食多餐，食物以清淡而营养丰富为主。嘱患者进食易消化的食物如粥、猪瘦肉青菜汤等以保证母亲及胎儿的营养需要。同时严格甄选药用剂量，"中病即止"，勿伤胎儿。

第六节　胎位不正

胎位不正指妊娠 30 周后，胎儿在子宫体内的位置不正常。多见于腹壁松弛的孕妇或经产妇。胎儿多呈横位或臀位、斜位、足位、颜面位、枕后位，以臀位多见，而横位危害母儿最剧。由于胎位异常将给分娩带来程度不同困难和危险，故早期纠正胎位，对预防难产有着重要的意义。在纠正胎位的同时应注意有无脐绕颈情况，防止引起早产、胎死宫内。

1. 病因病机

本病病机多为孕妇气血虚弱，气虚则不足以托胎，血虚则胞脉干涩，使胎儿不能转动而造成胎位不正；气血失和，妇女以血为本，气顺血和则胎安产顺，若气血失和而致气滞血瘀，胞脉受阻，胎儿转动不利，引起胎位不正。

胎位不正病变主要责之肝、脾、肾。因妇女以血为主，肝乃藏血之脏；若肝血不足，情志抑郁不畅，则肝失调达而气血阻滞，胎儿不易转动。脾为后天之本，脾健则生化精微以养胎，水湿得以运化而不停滞；如因脾失健运，或木不疏土，则运化受阻，水湿滞留，壅于胞宫，致胎儿悬浮不定，形成胎位不正。肾为先天之本，胎儿的成长发育依赖先天的秉赋，肾（阳）气盛，则胎安位正；若肾（阳）气虚，冲任失固，无以安胎系胞，则胎动不易固定，形成胎位不正。

西医学对本病的认识尚不明确，可能与羊水过多、孕妇的腹壁过松、胎儿的活动度过大、双胎或多胎、羊水过少、子宫畸形等有关。

2. 临床诊断

孕妇妊娠28~30周后，胎儿在子宫体内的位置不正常。须详细检查，如系骨盆狭窄、子宫畸形等引起的，应另法处理。

3. 中医分型

（1）气血失和型　孕妇多有月经失调或痛经史。胎位不正（多为臀位），胸腹满闷不舒，恐惧不安，舌质红，苔薄白，脉沉微弦。

（2）气虚血弱型　胎位不正（横位或臀位），气短乏力，精神萎靡不振，面色不华，舌质淡，苔薄白，脉沉细而弱。

（3）气虚血滞型　胎位不正，气短懒言，四肢无力，腹胀痛下坠，舌质淡，苔薄白，脉沉迟无力。

（4）脾肾两虚型　胎位不正，纳少便溏，肢软乏力，面色萎黄，头晕耳鸣，腰膝酸软，舌质淡，苔薄白，脉沉迟无力。

（5）肝脾不和型　胎位不正，胸胁胀满，腹大虚胖（超声提示羊水过多），小腹坠胀，有时拘急疼痛，足跗微肿，胎动微弱，舌质红，苔薄白，脉沉细滑微弦。

一、药物外治法

穴位贴敷

🥣 处方 096

生姜。

【用法】取生姜适量，捣成泥状，分别贴敷双侧至阴穴，然后用塑料薄膜包裹，使姜泥始终保持潮湿状态，如干燥可重新更换。自贴24小时后，妇科检查，如未转正，可继续敷2~3天。

【适应证】妊娠28~30周后胎位不正。

【注意事项】局部过敏者停用。

【出处】《中西医结合杂志》1989，6（9）：357.

二、非药物外治法

（一）温和灸

处方 097

双侧至阴穴。

【操作】取双侧至阴穴，用艾条每次灸 15 分钟，每日 1~2 次。7 日为 1 个疗程。

【适应证】产前检查胎位不正者，以预防难产。

【注意事项】一般于妊娠 28 周开始，注意观察胎位变化，严密监测胎心，胎位转正后停灸。用本法时孕妇平卧或取坐位，松解裤带。

【出处】王世惠.《中医针灸学》上海科技教育出版社.

（二）针灸

处方 098

至阴穴。

【操作】取至阴穴（足小趾外侧，趾甲角后 0.1 寸）。患者取正坐垂足位，或取仰卧屈膝位，放松腰带，排空小便，用 75% 乙醇棉球局部消毒，然后用 5 分毫针，斜刺向上，进针 1~2 分深，手法为平补平泻，中等强度刺激，针感以酸、麻、胀、痛为佳，留针 15 分钟。针刺毕，嘱患者带艾条回家中自灸。于每晚临睡前，放松腰带，仰卧屈膝位，由治疗者点燃艾条，对准患者双侧至阴穴，距离 0.4~0.6 寸，以温热感为度，不可灼伤皮肤，灸 10~15 分钟即可。每日 1 次，7 天为 1 个疗程。

【适应证】妊娠 28~30 周后胎位不正。

【注意事项】注意观察患者生命体征，询问患者感受及腹痛情况，避免晕针及烫伤。

【出处】罗元恺.《中医妇科学》上海科学技术出版社.

处方 099

少泽、尺泽、至阴、三阴交。

【操作】患者取仰卧位，下肢屈膝，松解腰带，常规清毒后，以 1 寸毫针刺少泽、尺泽、至阴，入针 2~3 分。调针略和气后，以艾条灸双侧三阴交穴，留针及艾灸 30 分钟，7 天为 1 个疗程。

少泽为手太阳小肠经之井穴，尺泽为肺之合穴，可通调经气，助转胎位。至阴为足太阳膀胱之井穴，又是足太阳与足少阴肾经交会之处；肾气能助养胎元，太阳循经于背，司一身之阳气，故取至阴调二经之气，可转胎位。三阴交为足三阴经交会之处，可健脾胃、益肝肾、调经带，尤其对妇科疾病效果显著。

【适应证】产前检查胎位不正者，以预防难产。

【注意事项】纠正胎位的时间一般是妊娠 28~32 周。注意观察胎位变化。脐带绕颈过多时，应严密监测胎心，胎心异常停止纠正胎位，继续监测胎心，若胎心未纠正，需行急诊剖宫产终止妊娠。胎位转正后停灸。用本法时孕妇平卧或取坐位，松解裤带。

【出处】《黑龙江中医药》2006，10（10）：44.

（三）耳穴压豆

处方 100

耳穴：子宫、交感、皮质下、肝、脾、腹等。

【操作】将王不留行籽用胶布贴压所选耳穴处，3~4 日为 1 次，双耳交替。每日 3 次，饭后 30 分钟按压 15 分钟。

【适应证】妊娠 28~30 周后胎位不正。

【注意事项】局部过敏者停用。

【出处】《江苏中医杂志》1986，（8）：31.

（四）膝胸卧位法

处方 101

孕妇保持头底臀高姿势。

【操作】让孕妇排空膀胱，松解裤带，孕妇可跪在硬板床上，胸部垫一个枕头，将两手前臂上屈，头部放在床上转向一侧，臀部与大腿成直角，每日 2~3 次，每次 10~15 分钟，连续做 5~7 天为 1 个疗程，疗程结束复查。

【适应证】妊娠 28~30 周后胎位不正，如胎儿有脐带绕颈除外。

【注意事项】建议孕妇自感胎动，如有胎动异常及时医院就诊。刚做完抬头时或有头晕感觉，此时注意动作要轻缓，避免震荡，防止诱发宫缩。

【出处】罗元恺.《中医妇科学》上海科学技术出版社.

综合评按：中医学文献中无胎位异常的病名，但可见于"难产"或"产难"，其病因正如《保产要旨》云："难产之故有八：有因子横、子逆而难产者；有因胞水沥干而难产者；有因女子矮小或年长遣嫁，交骨不开而难产者……有因体肥脂厚，平素逸而难产者；有因子壮大而难产者；有因气虚不孕而难产者。"与现代医学论述是一致的。《妇人大全良方·产难门》指出："妇人以血为主，唯气血顺则血和，胎安则产顺。"故治疗应理气调血，使气行则血行、血行则气畅，气血通畅而胎位自然转正。然胎脉者系于肾，补气血的同时要固肾，则胎位自顺。临床多以手法外倒转及中药内治为主，外治法有一定作用。如：用耳穴压豆法治疗 169 例胎位不正，经 1 个疗程，总有效率 81.66%；至阴穴位艾灸法治疗 212 例，无效 25 例，总有效率 88%。外治矫正胎位，一般适用于妊娠 28~33 周孕妇。如孕周较长、胎儿较大，要采取膝胸卧位法，这是一种借助胎儿重心改变，增加胎儿转为头位的机会，或手法外倒转，或其他方法治疗。

第七节　难产

妊娠足月临产时，胎儿不能顺利娩出者，为"难产"。亦称"产难""乳难"。本病始见于《诸病源候论》。该书"卷之四十三"云："产难者，或因漏胎，去血脏躁，或子宫宿夹癥病，或触禁忌，或觉腹痛，产时未到，便即惊动，秽露早下，致产道干涩，产妇力疲，皆令难也。"

中医学所论述的难产与西医学的产力异常、产道异常、胎儿异常，及产妇精神心理因素导致的难产是一致的。如横产、逆产相当于西医学的胎位异常，胎肥难产相当于西医学巨大儿所致难产。难产将直接威胁产妇和胎儿的安全。西医学产力异常、精神心理因素异常导致的难产也可参照本病辨治。

1. 病因病机

难产的机制主要有虚、实两个方面，虚者是气虚不运而难产，实者是气滞血瘀而难产。常由肾气虚弱、气血虚弱和气滞血瘀所致。

（1）肾气虚弱　孕妇先天肾气不足、早婚多产，或房事不节，损伤肾气，冲任不足，胞宫无力运胎，以致难产。

（2）气血虚弱　孕妇素体虚弱，气血不足，产时用力汗出，或用力过早，耗气伤津，气血大伤，冲任不足，胎失气推血濡，胞宫无力运胎，以致难产。

（3）气滞血瘀　孕妇素多抑郁，或安逸过度，气血运行不畅；临产忧虑紧张，气结血滞；产时感寒血凝，气机不利，皆使冲任失畅，胞宫瘀滞，不能运胎，以致难产。

2. 临床诊断

（1）子宫收缩乏力　主要临床表现为子宫收缩乏力，持续时间短、间歇时间长而不规则，在子宫收缩最强时，腹部也不变硬、不隆起。临床检查宫口不能如期扩张、胎儿不能逐渐下降，以致产程延长。

（2）子宫收缩不协调　主要表现为产妇自觉宫缩很强，呈持续性腹痛、拒按，烦躁不安，呼痛不已。临床检查宫口不扩张、胎先露不下降，产程延长。

3. 中医分型

（1）肾气虚弱　产时阵痛微弱，宫缩不强，产程过长，腰酸痛重，头晕耳鸣，努责无力，舌淡，苔薄润，脉细滑。

（2）气血虚弱　临产阵痛轻微，宫缩时间短而弱，间歇长，产程进展慢，或下血量多、色淡，或胎膜早破，面色无华，神疲肢软，心悸气短，舌淡，苔薄，脉大而虚或沉细而弱。

（3）气滞血瘀　产时腰腹疼痛剧烈，间歇不匀，宫缩虽弱，但无规律，久产不下，下血量少、色暗红，精神紧张，心情烦躁，胸闷脘胀，时欲呕恶，面色紫暗，舌暗红，苔薄白，脉弦大或至数不匀。

药物外治法

（一）敷脐法

🥣 **处方 102**

龟甲 30g，川芎、当归各 15g，血余炭 10g，蝉蜕 7 个（烧灰），蛇蜕 1 条（烧灰），车前子 15g（研末）。

【用法】以上诸药烘干，共研细末，过筛，以葱汁、麻油适量各半，调药末如糊状，下垫纱布一层，敷脐，可同时敷关元穴，外盖玻璃纸、纱布，胶布固定。

【适应证】难产。

【注意事项】严密监测胎儿心率等生命体征。

【出处】张建德.《中医外治法集要》陕西科学技术出版社.

🥣 **处方 103**

寒水石 120g（生寒水石 60g、煅寒水石 60g），朱砂 15g。

【用法】生、煅寒水石加朱砂再研如桃红色，每用 0.9g，以井水调如薄糊，下垫纱布一层，敷脐，可同时敷关元穴，外盖玻璃纸、纱布，胶布固定。

【适应证】产力异常引起的难产。

【注意事项】瘢痕子宫、产道异常、胎儿宫内窘迫、先兆子宫破裂等禁用。

【出处】上海中医学院外科教研组.《中医外科简编》人民卫生出版社.

（二）穴位贴敷

🥣 **处方 104**

蓖麻仁 7 粒。

【用法】将蓖麻仁捣烂如泥，敷两足涌泉穴，外盖纱布，胶布固定。

【适应证】子宫收缩乏力引起的难产。

【注意事项】严密监测胎儿心率等生命体征。

【出处】《验方新编》.

处方 105

醋龟甲 3g，火麻仁 7 个，麝香 0.3g。

【用法】龟甲烘干，研细末，过筛，再和火麻仁、麝香，用油调匀，敷气海穴，外盖纱布，胶布固定。

【适应证】产力异常引起的难产。

【注意事项】严密监测胎儿心率等生命体征。

【出处】陕西省卫生厅.《陕西中医验方选编》陕西人民出版社.

处方 106

乌梅（去核）1 个，胡椒 7 粒，巴豆仁 3 粒。

【用法】诸药研细粉，白酒调匀，敷两侧三阴交穴，外盖纱布，胶布固定。

【适应证】产力异常引起的难产。

【注意事项】瘢痕子宫、产道异常、胎儿宫内窘迫、药物过敏等慎用。

【出处】詹永康，曹欣荣.《中医外治法》湖南科学技术出版社.

（三）摩法

处方 107

麻油蜜适量。

【用法】将麻油、蜜混匀涂于脐部，并加以按摩。

【适应证】难产。

【注意事项】强直性子宫收缩、双胎、前置胎盘等禁用。

【出处】《理瀹骈文》.

综合评按： 难产是同时危及母体和胎儿的急重症。分娩时，久产不下对母婴健康危害甚大，故目前多采用人工助产或剖官产。但中药外治法具有催产作用，对产力异常所致的难产效果较好，尤其在无手术条件下，更具有重要意义。其中外敷法简便易行，应用广泛，无论是敷脐或是其他穴位，都是通过调理产妇的气血而达到催生的目的。摩法是将药液涂于穴位表面，并加以按摩，使药液的渗透作用加强，提高治疗效果。

对于本病，尚需解除产妇的思想顾虑，消除紧张情绪，鼓励产妇多进饮食，劳逸结合，保持充沛的精力，以利于分娩。要做好产前检查，如发现子宫畸形、产道异常或胎儿异常，则应及时采取剖宫产等措施。对确诊为产力异常而产程尚短者，方可采用上述外治法保守治疗。但若经此处理后，产程进展缓慢者，胎心异常时，需及时行手术助产。

第八节　胞衣不下

胞衣不下是指胎儿娩出后，经过 30 分钟胎盘不能自然娩出者，又称"息胞"。本病始见于《诸病源候论》。该书"卷之四十三"云："有产二下，苦胞衣不落者，世谓之息胞。"胞衣，即今之胎盘与胎膜的总称。出现胞衣不下，易导致产妇出血，临床应立即查找原因，及时处理，或配合手法、手术治疗。胞衣不下类似于西医学的胎盘滞留。

1. 病因病机

虚者由于气虚不能传送，实者由于血瘀阻碍，以致胞衣不下。素体虚弱、中气不足，或产时用力过度，或产程过长而耗伤气血，冲任虚衰，胞宫收缩乏力，无力送出胞衣，而胞衣不下。素体虚弱、气不运血，或素多忧郁、经脉失畅，或产时调摄失宜、感受寒邪，均可导致瘀血内停，冲任不畅，瘀结胞中，胞衣阻滞，而胞衣不下。

2. 临床诊断

（1）病史　在产程中胎儿娩出 30 分钟后，胎盘仍未娩出。

（2）症状　常伴有大量阴道流血或内出血，内出血时子宫底升高。严重失血可导致心悸气短，面色苍白，肢冷汗出，脉微细欲绝。

（3）检查

①胎盘剥离而滞留　子宫底上升，倾向右侧，阴道流血、多少不定，牵引脐带或压迫宫底均不见胎盘娩出。处理时导尿排空膀胱，按摩子宫底使子宫收缩后，将拇指放在子宫体前，其余四指放在子宫后方，沿产轴方

向向下推压子宫，即可将胎盘送出，并可据此明确诊断。

②胎盘嵌顿 很少见，因子宫局部有收缩环，使已剥离的胎盘或部分剥离的胎盘阻于环的上部。行阴道检查时发现脐带进入一孔内，可容1~2指，有时紧裹脐带。处理时用药（如阿托品0.5mg及哌替啶100mg肌内注射）并等待收缩环缓解后立即取出胎盘。

③胎盘粘连 由于子宫内膜炎或蜕膜组织发育不良致胎盘完全粘连或部分粘连，部分粘连时常可发生严重出血，这是常见的一型。处理时可行徒手剥离术。

④植入胎盘 很少见，当徒手剥离有困难时，应考虑到植入胎盘。处理原则为施行子宫切除术，无出血者也可考虑保守治疗。

3. 中医分型

（1）正气虚弱型 产后胞衣不下，少腹微胀、按之不痛而有硬块，阴道流血量多、色淡，面色㿠白，头晕心悸，气短神疲，畏冷喜热，舌淡苔白，脉缓弱。

（2）寒凝血滞型 胞衣不下，腹冷痛、拒按，恶露甚少、色暗红，阴道出血量多、色暗有块，血块下后痛减，面色苍白，痛时欲呕，舌淡，苔薄白，或有瘀斑、瘀点，脉沉弦涩。

一、药物外治法

（一）贴敷法

处方108

蓖麻子仁60g。

【用法】蓖麻子仁捣烂，敷涌泉穴，外盖纱布，胶布固定，胞衣下后立即洗去。

【适应证】寒凝血滞型胞衣不下。

【注意事项】如果外敷穴位局部出现皮肤发痒、红肿、出红疹等过敏现象，应立即停用。

【出处】《妇人大全良方》.

处方 109

灶心土 50g，醋适量。

【用法】将灶心土研为细末，以醋调成糊状，敷神阙、关元穴，外盖纱布，胶布固定。再将炙甘草 15g 煎汤，乘热饮下。

【适应证】正气虚弱型胞衣不下。

【注意事项】如果外敷穴位局部出现皮肤发痒、红肿、出红疹等过敏现象，应立即停用。

【出处】张建德.《中医外治法集要》陕西科学技术出版社.

（二）吹药法

处方 110

明矾适量。

【用法】取明矾适量，研为细末，过筛，每次用少许，用苇管吹入脐带口内，吹后，扎紧脐带口。

【适应证】寒凝血滞型胞衣不下。

【出处】张建德.《中医外治法集要》陕西科学技术出版社.

（三）热敷法

处方 111

艾叶。

【用法】艾叶炒热敷少腹。

【适应证】寒凝血滞型胞衣不下。

【注意事项】注意勿烫伤。如果外敷穴位局部出现皮肤发痒、红肿、出红疹等过敏现象，应立即停用。

【出处】罗元恺.《中医妇科学》上海科学技术出版社.

（四）薄贴法

处方 112

附子 15g，牡丹皮 30g，干漆 30g，大黄 30g。

【用法】以上诸药加醋熬成膏，贴关元穴。

【适应证】胞衣不下。

【注意事项】如果穴位局部出现皮肤发痒、红肿、出红疹等过敏现象，应立即停用。

【出处】《理瀹骈文》．

（五）熏洗法

处方 113

川芎 60g，当归 60g。

【用法】以上诸药水煎熏洗外阴。

【适应证】胞衣不下。

【注意事项】熏洗时要谨防烫伤；若局部出现皮肤发痒、红肿、出红疹等过敏现象，应立即停止治疗。

【出处】李超．《中医外治法简编》湖北人民出版社．

处方 114

黑豆 60g，熟地 30g，赤芍 30g，当归 30g，炮姜 30g，肉桂 30g，附子 30g，甘草 30g。

【用法】以上诸药水煎熏洗外阴。

【适应证】胞衣不下。

【注意事项】熏洗时要谨防烫伤；若局部出现皮肤发痒、红肿、出红疹等过敏现象，应立即停止治疗。

【出处】李超．《中医外治法简编》湖北人民出版社．

（六）取嚏法

处方 115

皂角、细辛适量。

【用法】上药研细末，取少许，吹鼻中取嚏，使产妇反复多次打喷嚏。

【适应证】胞衣不下。

【注意事项】治疗过程中若突然出现鼻塞、呼吸困难以及局部发痒、红肿、出红疹等过敏现象，应立即停止治疗，并对症急救。

【出处】张建德.《中医外治法集要》陕西科学技术出版社.

处方 116

皂角适量。

【用法】取牙皂角适量烘干碾细研成粉末备用，用小管沾药少许吹入产妇鼻孔内（也可用简便取嚏法）引起作嚏，一般嚏后胞衣即下。吹鼻取嚏，能迅速增加腹压，有助于胎盘排出体外。

【适应证】胞衣不下。

【注意事项】在药物取嚏前，应将鼻涕擤出，以利药物与黏膜充分接触。取嚏时，大多药物具有刺激性，故每次用量不宜过多，以免引起过多的嚏泪或喷嚏，而且绝不可使用吸入后对人体有害的药物；取嚏疗法视病情中病即止，不可久用。无喷嚏反应者，效果往往不好，应及时采取其他疗法，以免拖延病情。鼻衄史、脑出血及脑外伤史者禁用。

【出处】《双足与保健》2002，（5）：35-36.

二、非药物外治法

针灸

处方 117

主穴：三阴交、独阴。

配穴：气虚型配关元、隐白、神阙；血瘀型配中极、气海、合谷、肩井。

【操作】穴位常规消毒，取 28 号 1.5 寸毫针，快速进针，得气后留针 30 分钟，每 5 分钟行针 1 次。关元、隐白、神阙用重插轻提行补法；中极、气海、合谷、肩井用重提轻插行泻法；三阴交气虚者补，血瘀者泻；独阴只灸不针。

【适应证】胞衣不下。

【注意事项】缓解患者紧张情绪，以防晕针。

【出处】《中国针灸》2008，28（10）：748.

处方 118

主穴：合谷、三阴交、关元、独阴。

配穴：气虚型配足三里、神阙；血瘀型配中极、肩井。

【操作】主穴常规进针后用平补平泻手法，每穴均连续行针 1~2 分钟，然后关元穴用温针灸，其他三穴间隔 10 分钟。若胞衣不下，可再如前法行针灸 1 次。配穴足三里用补法施针 1 次后，亦用温针灸法；神阙穴隔盐灸 3~7 壮；中极、肩井穴常规进针行强刺手法 1~2 分钟，每间隔 10 分钟针灸 1 次。3 次后仍无胎盘娩出时，可终止治疗，行人工剥离胎盘术。

【适应证】胞衣不下。

【注意事项】缓解患者紧张情绪，以防晕针。

【出处】《中国当代医药》2013，13（5）：119–120.

处方 119

合谷、三阴交、至阴、足三里。

【操作】患者仰卧位，合谷、三阴交、至阴三穴任选两穴，常规消毒，针刺得气后，施行提插捻转补法，留针。

【适应证】气虚型胞衣不下。

【注意事项】缓解患者紧张情绪，以防晕针。

【出处】《中国针灸》1998，（5）：315.

处方 120

主穴：中极、关元。

配穴：维道、合谷、三阴交（均双）。

【操作】每次取主穴 1~2 个，配穴 1~2 个，根据辨证，一般主穴采用补法，配穴采用泻法。用针刺治疗时，其他方法暂停。

【适应证】胞衣不下。

【注意事项】缓解患者紧张情绪，以防晕针。

【出处】《上海针灸杂志》1995，14（4）：147–148.

处方 121

三阴交、合谷。

【操作】用 28 号 1 寸毫针刺双侧三阴交穴旋捻转泻法，刺双侧合谷穴施旋转补法。行针 2 次后，留针 10 分钟。三阴交为肝脾肾三经之交会穴，主血；合谷乃大肠经原穴，主气。《四言举要》云："血旺易胎，气旺难孕。"针泻双侧三阴交，可弱其血；针补双侧合谷穴，能旺其气。三度以上行针补泻，有行气导滞、活血破瘀之功。有学者认为，针泻三阴交、补合谷，不仅能加强子宫的收缩力，且能扩大宫口，故胞衣可下。

【适应证】胞衣不下。

【注意事项】缓解患者紧张情绪，以防晕针。

【出处】《中国针灸杂志》2008，28（10）：748.

🥄 处方 122

照海、内关。

【操作】局部常规消毒后，以 2 寸长 28~30 号针刺针迅速刺入内关穴，然后徐徐捻进，如重症患者可透外关。此时局部有酸、麻、胀等针刺感应，可向指端扩散。然后直刺照海穴 0.5~0.8 寸，达到局部酸胀，针感可扩散至整个踝部。二穴反复刺激，直至胞衣得下。

【适应证】胞衣不下。

【注意事项】缓解患者紧张情绪，以防晕针。

【出处】《吉林中医药》2018，38（2）：239.

综合评按：胞衣不下是产后大出血的原因之一，需要进行紧急处理。本文所选诸法各有特点，均有较好疗效。贴敷法和薄贴法是通过有关穴位使药物作用于机体，药物能循经调整气血，而达到促使胞衣得下之目的；热敷法对寒凝血滞型胞衣不下起到标本兼治的作用；熏洗法使药物直接作用于胞宫，取效快而力量较强；取嚏法开上而宣下，简便易行，对胎盘已剥离而未排出的有一定疗效。

针灸对胞衣不下的治疗内容丰富，疗效确切，但在选穴时需辨清胞衣不下是属气虚所致，还是血瘀所致。只有辨证准确，选穴得当，配穴合理，才能取得满意疗效。

针灸法如何运用？因为本病主要是由于产妇体质虚弱，元气受损或产程过长、耗伤气血，无力推送胞衣所致；或因调摄失宜，复感外邪，气血凝滞所致。所以，治疗本病不外补气养血、活血化瘀。

选用合谷、三阴交施以平补平泻，可理气血、通经化瘀，促进宫缩。关元穴用温针灸法，一则可以直通胞宫，调理局部气血；二则可以激发元气，助胞宫娩出有力。针对治疗此病之经验穴，温针灸足三里、隔盐灸神阙，均可温补元气、调气养血、增强体力。血瘀者泻中极，乃取其属任脉、通胞宫之要，泻之可活血化瘀，清泻胞内之瘀血。肩井穴有孕妇禁针之说，其性主降，故泻之可下胞衣。诸穴相伍，使气血虚者得以复原，气血瘀者得以化通，故治此病可获良效。

合谷穴为手阳明大肠经原穴，为四总穴之一，"补即堕胎"；三阴交属足太阴脾经，至阴穴属足太阳膀胱经，针刺这三个穴位可治疗滞产。产后胎盘滞留虽不等同滞产，但二者在机制上有相同之处，皆与子宫有密切关系。文献表明针刺以上穴位可以治疗胎盘滞留，其机制是通过经络的调节作用，促进子宫收缩，使滞留胎盘分离脱落。有时独取合谷、三阴交、至阴为何无效？这主要是由于产妇体虚、子宫收缩无力的缘故。此时急需补益强壮，增强子宫收缩力。足三里为足阳明胃经之合穴，与足太阴脾经相表里，是补益强壮之要穴。针刺该穴对产妇有调通经络、培元扶正、补益强壮之功，从而增强子宫收缩力，使滞留胎盘迅速分离脱落。由此可见，根据产妇多虚的特点，采用针刺治疗产妇胎盘滞留，首选穴位当是足三里，其配穴是合谷、三阴交等穴。与其他方法相较而言，该法经济、操作简便，易于推广。

胎盘滞留影响子宫收缩，是分娩产生大出血的主要原因之一。因此，不少西医产科医生在胎儿娩出15分钟后不见胎盘下来，多采用手术剥离的办法。而本书认为，胎盘滞留多因产妇分娩气血大虚，无力继续排出所致。当然，也有少数因多次人流和刮宫等，再次怀孕，胎盘粘连。总之，胎盘不下，本虚标实者多。根据"虚者补之，实者泻之"的原则，取主穴先补其气，后取配穴泻之。中极是膀胱之募穴，足三阴经和任脉的交会穴；关元为强壮要穴，亦是足三阴经和任脉的交会穴，具有培肾固本、补益元气、回阳固脱的作用；两穴又位于下腹部，邻近子宫，容易得气，气感强。维道是足少阳胆经经穴；合谷是手阳明大肠经经穴，阳明经多气多血；三阴交是足太阴脾经经穴，又是肝、脾、肾三条阴经交会穴。诸穴合用，相得益彰，所以每获良效。且针刺治疗，无需手术剥离，符合无菌要求，特别适合基层医疗单位，此操作简单，方便易行，效果满意。有报道每遇胎盘滞留超过 10 分钟，即取穴针刺，作为常规处理。

关元、气海、中极属任脉通于胞宫，补关元可补气养血，泻气海、中极可活血化瘀。三阴交配经验穴独阴行气活血，可治胞衣不下。此法效果较佳，值得选用。照海、内关同为八脉交会穴，照海通于阴跷脉，内关通于阴维脉，二者合用可调理肝、脾、肾三阴经气血，从而促使胞衣排出。

本病多伴有阴道出血。出血时间短、出血量不多者，可采用以上外治诸法。但若较长时间持续出血，则易导致失血性休克，应究其病因，中西医结合积极抢救。

第九节　产后晕厥

产后晕厥是指产妇分娩后，突然头晕眼花、不能坐起，或胸闷气喘、恶心呕吐、痰涌气急、心烦不安，甚则口噤神昏、不省人事。本病有虚实两端，多因产后失血过多，或瘀血阻滞所致。类似于西医学的产后休克。

《经效产宝》卷下记载："产后血晕者，其状心烦、气欲绝是也。亦有用心过多而晕，亦有下血极少亦晕。"此证多因产后血虚气脱或血瘀气逆所致。

1. 病因病机

本病多因产妇素体血虚气弱，因产程过长与产后失血过多，以致营阴下夺，孤阳上冒，气随血脱，心神无所养，发为产后血晕；或因产时体虚，感受寒邪，余血浊液为寒邪凝滞，当下不下而成瘀阻，血瘀气逆，并走于上，迫乱心神而致产后血晕。

2. 临床诊断

本病以产妇刚分娩后，突然晕厥为特征。应与产后郁冒相鉴别。

3. 中医分型

（1）血虚气脱型　产后失血过多，突然晕眩，面色苍白，心悸，愦闷不适，渐至昏不知人、眼闭口开，甚则四肢厥冷、冷汗淋漓，舌淡无苔，脉微欲绝或浮大而虚。

（2）瘀阻气闭型 产后恶露不下或量少，少腹阵痛拒按，甚则心下急满、气粗喘促、神昏口噤、不省人事、两手握拳、牙关紧闭，面色紫暗，唇舌紫暗，脉涩。

一、药物外治法

（一）鼻嗅法

处方 123

铁器、食醋。

【用法】铁器烧红，焠醋中，用其蒸汽熏产妇鼻孔。

【适应证】产后晕厥。

【注意事项】可先在患者口鼻周围涂抹凡士林，以防熏烫伤。

【出处】张建德.《中医外治法集要》陕西科学技术出版社.

处方 124

韭菜、食醋各适量。

【用法】将韭菜切细，放入有嘴壶内，用滚热食醋冲入壶内，急以壶嘴对正产妇鼻孔熏之。

【适应证】产后晕厥。

【注意事项】可先在患者口鼻周围涂抹凡士林，以防熏烫伤。

【出处】《傅青主女科》.

处方 125

干漆适量。

【用法】烧干漆使产妇闻其烟味。

【适应证】产后晕厥。

【注意事项】可先在患者口鼻周围涂抹凡士林，以防熏烫伤。

【出处】杜小利，毛惠.《中医妇科学》科学出版社.

处方 126

木炭、食醋适量。

【用法】生半夏末冷水和丸如豆大，纳鼻中，熏以炭醋立苏。

【适应证】产后晕厥。

【注意事项】可先在患者口鼻周围涂抹凡士林，以防熏烫伤。

【出处】吴家镜.《中华药膳大宝典》华南理工大学出版社.

处方 127

浓醋、木炭。

【用法】用大口瓦罐或盆装浓醋 1~1.5kg，木炭 0.5~1kg 烧红投入醋中即有浓烈酸味喷出，令患者嗅之即醒。

【适应证】产后晕厥。

【注意事项】可先在患者口鼻周围涂抹凡士林，以防熏烫伤。

【出处】《江西中医药》1984，（5）：21.

（二）催嚏开窍法

处方 128

半夏 6g，牙皂 6g，丁香 5g。

【用法】上药共研细末，吹少许入鼻中取嚏。

【适应证】瘀阻气闭型产后晕厥。

【注意事项】有鼻衄史、脑出血及脑外伤史者禁用。无喷嚏反应者，效果往往不好，应及时采取其他方法，以免延误病情。

【出处】宋世诚.《妇科学》人民卫生出版社.

（三）喷面法

处方 129

冷水少量，醋半杯。

【用法】混匀，喷洒患者面部。

【适应证】产后晕厥。

【注意事项】对醋过敏者及低血压者、皮肤溃疡的患者应忌用。

【出处】张建德.《中医外治法集要》陕西科学技术出版社.

（四）敷脐法

🥣 **处方 130**

葱白、蜂蜜适量。

【用法】上药共捣烂敷脐。

【适应证】瘀阻气闭型产后晕厥。

【注意事项】对蜂蜜过敏的患者禁用。

【出处】詹永康，曹欣荣.《中医外治法》湖南科学技术出版社.

二、非药物外治法

（一）针刺放血

🥣 **处方 131**

人中、涌泉、印堂、十宣穴。

【操作】针刺上述穴位放血。

【适应证】血瘀气阻型产后晕厥。

【出处】常学辉.《健康百科》天津科学技术出版社.

（二）艾灸

🥣 **处方 132**

百会。

【操作】艾灸百会穴。

【适应证】产后晕厥属虚证者。

【注意事项】严重的皮肤感染、溃疡者慎用。

【出处】常学辉.《健康百科》天津科学技术出版社.

　　综合评按：中医外治法治疗产后晕厥有独特之处，尤其是对神昏不省人事者，可促其苏醒，是急救疗法之一。鼻嗅法在本病中应用最广泛，其特点是不良反应小且疗效好。取嚏法治疗昏迷是古人常采用的一种方法，具有通关开窍的功能。喷面法简便易行，是在无其他条件下的一种有效急救措施。敷脐法，作用温和，轻重皆宜。

以上诸法为急救治标之法，在应用的同时尚需审因论治，并针对病因进行中西医结合抢救治疗。例如因失血过多而致的晕厥，需要及时补充血容量，纠正出血原因。

第十节　先兆流产

先兆流产是指在妊娠早期出现的阴道少量出血、时下时止，伴有轻微下腹痛和腰酸的一种疾病。可能导致流产，也有可能经过适当治疗后继续妊娠。主要是因为孕妇体质虚弱，或劳累、外伤（包括不当的阴道内诊、性交）所致。相当于中医学的"胎漏下血""胎动不安"等。

1. 病因病机

胎漏、胎动不安的主要病机是冲任损伤、胎元不固。证候有虚有实，虚者多因肾虚、气血虚弱，实者多因血热、血瘀，也有虚实夹杂者。临床以虚证或虚实夹杂者多见。

（1）肾虚　肾为先天之本，肾虚则胎失所系。先天禀赋薄弱、肾气虚不能固摄冲任，或后天久病伤肾，或屡孕屡堕，或孕后房事不节，均足以损伤肾气，胎元不固发为胎漏、胎动不安。

（2）血热　孕妇素体阳盛，或因孕后过食辛辣椒荽类助热生火食物、过服温热暖宫药物，或外感热邪，或因七情内伤郁而化热，或因阴虚而内热，热伤冲任，冲任失固，血为热迫而妄行，不能养胎反离经下走发为胎漏，热扰胎元则胎动不安。

（3）气血虚弱　素体不足、气血虚弱，或由劳倦过度、饮食不节、忧思气结，或因恶阻频繁呕恶所伤，以致脾虚气弱、化源匮乏；或因他病损伤气血，终致气虚而胎失所载、血失统摄，血亏故胎失所养、胎元不固而病胎漏、胎动不安。

（4）血瘀　宿有癥瘕瘀血占据子宫，或孕后不慎跌仆闪挫，或孕期手术创伤，均可致气血不和，瘀阻子宫、冲任，使胎元失养而不固，发为胎漏、胎动不安。

2. 临床诊断

主要根据病史及临床表现，对疑难和复杂病例，需进行辅助检查。应尽量早期诊断，动态观察，明确病因。

（1）病史　停经史；应了解妊娠前后是否接触放射线、重金属或有机苯，有无使用碍胎之中、西药；以往有无堕胎、小产病史或人工流产、引产史。曾生育或早产、晚期流产者，应询问婴儿或胎儿有无畸形。

（2）临床表现　妊娠后阴道少量出血，时作时止或淋漓不断，无腰酸腹痛者，是诊断胎漏的主要依据。若妊娠后腰酸，小腹轻微疼痛，或腰腹下坠，或伴有阴道少量出血，则是诊断胎动不安的临床依据。

3. 中医分型

（1）肾虚证　妊娠期间，腰部酸痛，小腹下坠，或阴道流血，伴有头晕耳鸣，两腿酸软，小便频数甚至失禁，舌质淡红，苔薄白，脉沉细弱。

（2）气虚证　妊娠期间，腰部酸痛，小腹下坠，或阴道少量流血、色淡质稀，精神倦怠，气短懒言，面色㿠白，舌淡，苔薄，脉缓滑。

（3）血虚证　妊娠期间，腰部酸痛，小腹下坠，或阴道少量流血，头晕眼花，心悸失眠，面色萎黄，舌淡，苔薄，脉细滑。

（4）血热证　妊娠期间，腰部酸痛，小腹下坠，或阴道少量流血、血色深红或鲜红，心烦少寐，渴喜冷饮，便秘溲赤，舌红，苔黄，脉滑数。

（5）癥瘕伤胎证　孕后阴道不时少量下血、色红或暗红，胸腹胀满，少腹拘急，甚则腰酸，胎动下坠，皮肤粗糙，口干不欲饮，舌暗红或边、尖有瘀斑，苔白，脉沉弦或沉涩。

一、药物外治法

穴位贴敷

处方 133

菟丝子 30g，桑寄生 30g，阿胶 10g，苎麻根 30g，党参 15g，太子参 15g，白术 12g，黄芩 10g，白及 9g。

【用法】以上研成粉剂，采用 6cm×7cm 一次性自粘贴敷将 1 元硬币大小的粉剂贴于肾俞（双侧）、关元穴，每日 1 次，每次 6~8 小时。7 天为 1 个疗程。

【适应证】肾虚型先兆流产。

【注意事项】观察贴敷局部有无皮肤瘙痒，灼热，潮红等过敏症状，若出现则立即去除贴敷药。

【出处】《中医学报》2018，33（10）：2031-2035.

🥣 处方 134

益肾保胎膏：菟丝子、桑寄生、续断各 10g，阿胶 5g，太子参、党参、黄芩、砂仁各 10g。

【用法】上药研细粉加蜂蜜调膏状，用医用胶布蘸取适量贴敷肾俞、足三里，1 次 / 天。

【适应证】肾虚型先兆流产。

【注意事项】观察贴敷局部有无皮肤瘙痒、灼热、潮红等过敏症状，若出现则立即去除贴敷药。

【出处】《实用中医内科杂志》2019，33（4）：19-22.

🥣 处方 135

免煎制剂：阿胶 3g，桑寄生 1g，杜仲 1g，补骨脂 1g。

【用法】上方装入小塑料杯，兑少许温开水混匀，微波炉低温加热烊化，调制成膏剂。用小刮板取膏药适量涂抹于患者的神阙穴，覆盖小方纱二层，纸质透气胶带固定，膏药保留 3~24 小时，1 次 / 日。

【适应证】血虚型先兆流产。

【注意事项】膏药应现配现用，避免放置过久影响药物疗效。神阙穴穴位处皮肤薄嫩，膏药温度须适宜，避免烫伤。免煎制剂易烊化，故须低温逐渐加热；避免烘烤过度，膏药硬结，影响药物吸收，或兑水过多造成膏药泥外溢，致药量不足，影响疗效。

【出处】《光明中医》2015，30（7）：1527-1528.

处方 136

菟丝子、桑寄生、川续断、杜仲、党参、黄芪、苎麻根各 10g。

【用法】上药打磨成粉，用水调制成膏药。穴位贴敷（双侧肾俞、双侧脾俞），每天贴敷 1 次，1 次贴敷 6~8 小时。

【适应证】脾肾两虚型先兆流产。

【注意事项】观察贴敷局部有无皮肤瘙痒、灼热、潮红等过敏症状，若出现则立即去除贴敷药。

【出处】《光明中医》2018，33（16）：2401-2403.

处方 137

桑寄生 15g，菟丝子 20g，阿胶珠、续断、生地黄、白芍、黄芩、墨旱莲各 10g。

【用法】上药研成粉剂，用凡士林调和成油状，根据贴敷的大小用量，用医用贴敷外敷于肾俞穴、膈俞穴，每次 6~8 小时，1 天 1 次。1 周为 1 个疗程。

【适应证】肾虚血热型先兆流产。

【注意事项】观察贴敷局部有无皮肤瘙痒、灼热、潮红等过敏症状，若出现则立即去除贴敷药。

【出处】《浙江中西医结合杂志》2016，26（7）：654-656.

处方 138

生黄芪、党参、桑寄生各等份。

【用法】上药磨粉后加蜜调，采用小刮板取适量药膏，涂于一次性药用贴敷上，再固定于患者的肾俞穴、足三里穴，1 次 / 天，每次贴敷 4~6 小时。

【适应证】先兆流产。

【注意事项】贴敷前充分评估患者身体状况，妥善固定药物。严密观察患者局部皮肤有无灼痛、瘙痒等不适感。贴敷完毕后注意维持贴敷部位皮肤清洁卫生，观察有无瘙痒、红肿等异常表现。

【出处】《实用临床护理学杂志》2019，4（11）：56.

二、非药物外治法

（一）艾灸

🥣 处方 139

内关、巨阙。

【操作】首先点燃艾条的一端，然后在距离患者双侧内关及巨阙穴 3cm 左右的位置进行艾灸，让患者能感受到温度为宜，艾灸的时间控制在半小时左右，1 天 1 次，直到患者的腹痛和出血症状消失。

【适应证】先兆流产。

【注意事项】在对患者进行艾灸时需要观察患者周围皮肤的变化，经常询问患者是否感到痛感，如果患者出现了较重的痛感，则应该适当调整艾灸的距离。

【出处】《临床医药文献杂志》2019，6（22）：69.

（二）针刺

🥣 处方 140

太冲、太溪、足三里、血海。

【操作】腧穴常规消毒，取一次性针灸针 0.30mm × 40mm 毫针，直刺 0.5~1.0 寸，予平补平泻法，留针 30 分钟，每隔 10 分钟运针 1 次。每天治疗 1 次，5 次为 1 个疗程。休息 2 天后再进行第 2 个疗程。

【适应证】早期先兆流产。

【出处】《内蒙古中医药》2017，（7）：55-56.

综合评按：中药不仅内服可以保胎，局部的穴位贴敷同样可以，因先兆流产病机中肾虚冲任失固为首要病机，故贴敷的药物中大多包含有补肾的药物；此外，艾灸具有补肾养气血功效的穴位也是常用的中医外治方法。这些外治法简单容易操作，也避免中药内服口感差的缺点以及肝损伤的不良反应。但对先兆流产突发迅速，出现阵发性宫缩、阴道流血量较多时需配合西药保胎，中西医结合治疗疗效更佳。

第十一节 宫颈糜烂

宫颈糜烂是指宫颈外口处的宫颈阴道部位局部表面的鳞状上皮因炎症而丧失，很快被颈管的柱状上皮所覆盖，使这部位的组织呈颗粒状的红色区，是子宫颈炎的病理过程。临床上以白带增多、接触性出血为主要特点。相当于中医学的"带下病"范畴。

1.病因病机

"带下"一词最早见于《素问·骨空论》"任脉为病……女子带下瘕聚"。《诸病源候论》首次提出"带下病"之名，并论述了带下病的病因病机，其卷三十九曰："经血受风邪则成带下。带下之病，白沃与血相兼，带而下也。病在子脏，胞内受邪……"《兰室秘藏》记载："妇人白带久下不止，脐腹冷痛，阴中亦然……此病皆然寒湿乘其胞内"，指出带下病的发生是由于寒、湿蕴结于体内所导致。

2.临床诊断

临床症见白带增多、色白或黄或血性，或性交后出血，伴腰骶部疼痛，盆腔下坠痛。根据糜烂面大小和病变程度分三度：轻度，指糜烂面小于整个宫颈面积的 1/3；中度，指糜烂面占整个子宫颈面积的 1/3~2/3；重度，指糜烂面占整个子宫颈面积的 2/3 以上。根据糜烂深浅又分单纯型糜烂、滤泡型糜烂、乳头状糜烂。

3.中医分型

（1）湿热下注型　带下量多、色黄白或呈脓样，或腰腹坠胀，或小溲淋沥涩痛，或阴痒，或口苦咽干，舌红苔黄或略腻，脉滑或弦滑。

（2）脾肾亏虚型　带下量多、色白或淡黄、清稀、绵绵不断，食少神疲或便溏，或腰膝酸软，倦怠嗜卧，面色少华，舌淡苔白，脉沉弱而缓。

药物外治法

中药外治多据糜烂轻重施治。

（一）贴敷法

处方 141

治糜灵：儿茶、苦参、黄柏各 25g，枯矾 20g，冰片 5g。

【用法】上药共研细末，用时香油调糊状，以带线棉球贴敷患处，3 日 1 次。10 次为 1 个疗程。

【适应证】宫颈糜烂。

【注意事项】药物过敏者禁用。

【出处】《吉林中医药》1982，（4）：34.

处方 142

妇乐散油纱。

【用法】患者于月经干净后第 3 日开始治疗。暴露宫颈组织，拭净宫颈分泌物及黏液，将妇乐散油纱敷于宫颈处，隔日 1 次，10 次为 1 个疗程。

【适应证】宫颈糜烂。

【注意事项】药物过敏者禁用。治疗期间禁房事、盆浴等。

【出处】《中医临床研究》2014，33（6）：107–108.

（二）冲洗法

处方 143

虎杖、千里光、忍冬藤、野菊花、蒲公英（去花）各 250g，艾叶 60g。

【用法】上药煎水后，每次取 1/4 加温水 1 倍，冲洗阴道，每日 2 次。10 次为 1 个疗程。

【适应证】轻度宫颈糜烂。

【注意事项】药物过敏者禁用。

【出处】刘晋华，范正祥.《常见病简易疗法手册》人民卫生出版社.

（三）湿敷法

处方 144

乌梅 15 个，卤水 500mL。

【用法】上药放卤水中煮沸 30 分钟，装瓶备用。用时清洁阴道，用带线棉球蘸药水紧贴宫颈糜烂面，8 小时后取出，每 2 天上药 1 次。10 次为 1 个疗程。

【适应证】宫颈糜烂。

【注意事项】药物过敏者禁用。

【出处】吴振西.《中医内病外治》人民卫生出版社.

（四）纳药法

处方 145

鸭跖草、山指甲、白背叶、蒲公英各 500g。

【用法】上述药物加水 4 倍，煮至 500mL，加防腐剂（95% 乙醇 125mL）制成复方鸭跖草流浸膏。暴露宫颈后，拭净阴道分泌物，用有线棉饼塞（直径 4cm、厚 0.8cm，中心系一根长线，以便用药当天晚上患者能自行取出）蘸复方鸭跖草流浸膏适量紧贴宫颈糜烂面，隔日上药 1 次。10 次为 1 个疗程。

【适应证】Ⅱ度、Ⅲ度宫颈糜烂。

【注意事项】注意勿烫伤。药物过敏者禁用。

【出处】张树生.《中药贴敷疗法》中国医药科技出版社.

处方 146

人参膏干粉、蛤蚧粉、黄连素、乳香、没药、儿茶、冰片、铅丹。

【用法】按 5：2：0.2：0.2：0.2：0.3：0.1：2 的比例分别研成细末，并过筛，取各药混匀，装入胶囊，每粒重 0.5g。用药前先冲洗阴道，然后将药放入阴道后穹窿部，隔日 1 次，1 次 2 粒。4 次为 1 个疗程。

【适应证】Ⅰ度宫颈糜烂。

【注意事项】药物过敏者禁用。

【出处】张树生.《中药贴敷疗法》中国医药科技出版社.

（五）涂搽法

处方 147

紫草 200g，香油 750g。

【用法】取紫草筛土除杂质，入香油炸枯过滤，呈油浸剂，密封装瓶备用。冲洗外阴、阴道，将紫草油棉球涂搽宫颈及阴道上端，隔日 1 次。10 次为 1 个疗程。

【适应证】单纯型 I 度宫颈糜烂。

【注意事项】药物过敏者禁用。

【出处】《中西医结合杂志》1986，6（4）：237.

（六）扑撒法

处方 148

黄柏 7.5g，炒蒲黄 3g，五倍子 7.5g，冰片 1.5g。

【用法】上方共研末备用，先用 1% 茵陈煎剂冲洗阴道并拭干，再将上药末扑撒于子宫口糜烂处，以遮盖糜烂面为度。隔日上药 1 次，10 次为 1 个疗程。

【适应证】重度宫颈糜烂。

【注意事项】药物过敏者禁用。

【出处】张树生.《中药贴敷疗法》中国医药科技出版社.

（八）栓剂

处方 149

保妇康栓：主要成分为莪术油和冰片。

【用法】患者于月经干净后 2~3 天开始用药。每晚睡觉前用洁尔阴配制成 10% 浓度清洗外阴、阴道，然后自行将保妇康栓剂 1 枚置入阴道后穹窿。14 天为 1 个疗程，下次月经干净后复查。

【适应证】宫颈糜烂。

【注意事项】药物过敏者禁用。

【出处】《实用中医药杂志》2014，30（9）：861-862.

处方 150

消毒栓：紫草、莪术、金银花等药物组成，每枚含升药 0.57g。

【用法】患者于月经干净后 3 天开始用药。用窥阴器暴露宫颈，干棉球拭去宫颈表面分泌物，将药物放置带线棉碗上，覆盖于宫颈，线头留于阴道口外，24 小时自行取出棉碗。隔日用 1 次，10 次为 1 个疗程。

【适应证】宫颈糜烂。

【注意事项】药物过敏者禁用。经期停用，治疗期间禁止性生活。

【出处】《实用中医药杂志》2014，30（9）：861-862.

综合评按：宫颈糜烂是慢性宫颈炎病理过程中的一种局部表现，多以局部治疗为主。冲洗、贴敷、涂搽、扑撒、纳药、湿敷、热熨等，作用快，疗效高。据报道，治糜灵局部贴敷治疗 598 例各型宫颈糜烂，治愈 515 例，显效 83 例，总有效率 100%；用人参膏干粉治疗单纯型 I 度宫颈糜烂，治疗 311 例，治愈率 94.1%，总有效率 98.7%；用紫草油局部涂搽治疗 100 例，痊愈率 95%，总有效率 96%。在治疗中，要注意保持外阴清洁卫生，避免月经期用药，禁止性生活及盆浴，以免发生感染。

第十二节　盆腔炎

盆腔炎是盆腔生殖器官及周围结缔组织、盆腔腹膜发生的炎症，炎症可局限于一个部位，也可几个部位同时发病，分急性、慢性、结核性。属于中医学"妇人腹痛""月经不调""带下病""癥瘕"等范畴。

1. 病因病机

主要是经行产后，胞门未闭，风寒湿热之邪或虫毒乘虚内侵，与冲任气血相搏结，蕴积于胞宫，反复进退，耗伤气血，虚实错杂，缠绵难愈。常见病因有湿热瘀结、气滞血瘀、寒湿凝滞、气虚血瘀。

2. 临床诊断

（1）症状　下腹疼痛，腰骶部酸胀疼痛，常在劳累、性交、经期加重，可伴月经不调、白带增多，低热，疲乏，或不孕。

（2）体征　子宫常呈后位，活动受限或粘连固定；子宫肌炎时，子宫可有压痛；若为输卵管炎，则在子宫一侧或两侧触及条索状增粗输卵管，并有压痛；若为输卵管积水或输卵管卵巢囊肿，则在盆腔一侧或两侧触及囊性肿物，活动多受限，可有压痛；若为盆腔结缔组织炎，子宫一侧或两侧有片状增厚，压痛，或有子宫骶韧带增粗、变硬、触痛。

上述体征至少需同时具备下列 2 项：子宫活动受限（粘连固定）或压痛；一侧附件区压痛。

3. 中医分型

（1）热毒型　高热，寒战，头痛，少腹疼痛拒按，带下量多如脓、臭秽，尿黄便秘，舌质红，苔黄，脉滑数或弦数。

（2）湿热型　低热，小腹疼痛灼热感，口干不欲饮，带下量多、色黄质稠或赤黄相兼，舌质红，苔黄腻，脉滑数。

（3）瘀血阻滞型　下腹持续疼痛拒按，或经行不畅，或量多有块，舌紫暗，或有瘀斑瘀点，苔薄，脉沉弦或涩。

（4）湿热瘀滞型　小腹胀痛拒按，口苦口干，带下黄而稠，小便浑浊，大便干结，舌暗红，苔黄或白，脉弦或弦数。

（5）冲任虚寒型　小腹冷痛，喜暖喜按，带下量多、色白质稀，畏寒肢冷，舌质淡，苔薄白，脉沉细。

一、药物外治法

（一）中药贴敷

处方 151

香附 240g，木香 240g，延胡索 160g，桂枝 80g，干姜 80g，红花 80g。

【用法】以上各药物打粉后采用凡士林调成膏，制备膏剂。每次取 200g 贴敷于腹部神阙穴、关元穴、气海穴、中极穴、子宫穴、归来穴。15 天为 1 个疗程。

【适应证】盆腔炎。

【注意事项】根据患者的疼痛发作规律选取贴敷的开始时间，依据患者的皮肤、医嘱、药性、耐受力再进行调整贴敷的持续时间。

【出处】《中国现代药物应用》2019，13（9）：142-144.

处方 152

蒲公英20g，延胡索10g，细辛6g，败酱草20g，芥子6g，桃仁12g，红花12g，川楝子10g，甘草片12g，干姜12g。

【用法】以上药物研末，白酒调和至膏状。取适量药膏敷于任脉及中极、神阙、归来、关元。贴敷4~6小时，月经后2~3天使用，每次贴敷间隔1天，贴敷7天为1个疗程。

【适应证】慢性盆腔炎。

【注意事项】根据患者的疼痛发作规律选取贴敷的开始时间，依据患者的皮肤、医嘱、药性、耐受力再进行调整贴敷的持续时间。

【出处】《中国民间疗法》2019，27（20）：35-37.

处方 153

定痛膏（主要成分：乳香、透骨草、没药、血竭、红花、当归）合复方化毒散膏（主要成分：硫黄、生大黄、马齿苋、败酱草、赤芍、冰片、雄黄、绿豆、薄荷）。

【用法】腹部局部外敷。将定痛膏与复方化毒散膏按1∶1比例调匀，敷于纱布之上贴敷于下腹痛重处。每日治疗1次，15日为1个疗程。

【适应证】慢性盆腔炎。

【注意事项】根据患者的疼痛发作规律选取贴敷的开始时间，依据患者的皮肤、医嘱、药性、耐受力再进行调整贴敷的持续时间。

【出处】《北京中医药》2010，29（1）：51-52.

处方 154

四黄如意散：大黄、黄芩、黄柏、黄连各1份，天花粉2份。

【用法】以上药物打成粉末，取适量药粉加温水、蜂蜜调成糊状药泥，平摊于胶布上，再贴敷于下腹疼痛处，贴敷时间4~6小时为宜。持续治疗

14 天为 1 个疗程。

【适应证】湿热瘀结型盆腔炎。

【注意事项】治疗期间禁房事，忌辛辣、油炸刺激性食物，注意个人卫生。

【出处】《中国实用医药》2019，14（22）：114–116.

处方 155

大黄 10g，侧柏叶 12g，丹参 10g，牡丹皮 10g，黄柏 10g，泽兰 10g，三棱 15g，莪术 15g。

【用法】以上药物磨粉后用温水或蜂蜜调匀，制成直径 2cm 左右的圆饼，敷于子宫、关元、中极、次髎、血海、足三里、三阴交以及阿是穴，1 次 / 天，每次贴敷时间为 2 小时。7 天为 1 个疗程。

【适应证】盆腔炎。

【注意事项】对患者贴敷部位皮肤进行消毒以防止出现皮肤感染。同时对于初次贴敷患者，观察是否发生皮肤过敏症状，以及时应对处理。治疗期间避免性生活，勤换洗消毒内裤，保持外阴清洁。

【出处】《光明中医》2019，34（22）：3468–3470.

（二）中药热敷法

处方 156

大黄粉 100g，芒硝粉 200g。

【用法】将两者混匀装入薄棉布袋封口，敷下腹部，热水袋置于棉布袋上保持湿热状态 60 分钟，每日 1 次，经期停用。

【适应证】慢性盆腔炎。

【注意事项】月经干净 2~3 天后开展治疗，注意避免局部烫伤及过敏。

【出处】《实用中医药杂志》2015，31（12）：1167–1168.

处方 157

路路通 10g，千年健 30g，皂角刺 10g，当归 15g，三棱 10g，川芎 15g，透骨草 10g，莪术 10g，赤芍 10g，桃仁 10g，红花 10g，牡丹皮 10g。

【用法】将所有药物粉碎置于黄酒中浸泡，时间为 30 分钟，利用微波炉对药粉进行加热，温度 60~70℃，在特制布袋内放入药物并封口。采用热罨包期间，调整至平卧体位，在下腹部放置布袋，热敷多个位置，并反复熨烫，在热罨包温度降低至微冷状态后停止热敷，每日 2 次。

【适应证】慢性盆腔炎。

【注意事项】月经停止 2~3 天后开展治疗。

【出处】《临床医药文献电子杂志》2019，6（45）：179.

（三）中药熏蒸湿敷法

🥄 处方 158

没药 10g，秦艽 8g，木瓜 12g，川乌 6g，党参 6g，败酱草 6g，红花 5g，乳香 6g，防风 10g，草乌 10g，丹参 6g，当归 6g，赤芍 10g，蒲公英 10g。

【用法】上述药物使用中药装置高压锅处理得到高压蒸汽，以蒸汽熏蒸患者下腹部 20 分钟，控制熏蒸温度为（50±2）℃。在完成中药熏蒸后，将剩余药汤去渣取汁后在会阴处及下腹部湿敷，每次 10 分钟。每日 1 次。

【适应证】慢性盆腔炎。

【注意事项】月经干净 2~3 天后开展治疗，注意避免局部烫伤及过敏。

【出处】《世界最新医学信息文摘》2019，19（88）：180-183.

（四）中药灌肠

🥄 处方 159

红藤汤：鸡血藤 30g，延胡索 10g，干鱼腥草 30g，薏苡仁 30g，败酱草 30g，赤芍 15g，黄柏 15g，蒲公英 30g，白花蛇舌草 15g。

【用法】水煎煮，每剂 100mL，药物自然冷却至 38~40℃。患者睡前排空二便，取左侧卧位，使用 100mL 灌肠袋，石蜡棉球润滑肛管前端，导管插入肛管 10~15cm；灌肠结束后取平卧位，臀部垫高约 10cm，药液保留时间＞30 分钟。月经后第 5 日开始使用，每次 1 剂，每日 1 次，治疗 10 天为 1 个疗程。

【适应证】慢性盆腔炎。

【注意事项】治疗时不处于月经期。

【出处】《中国民间疗法》2019，27（20）：35-37.

处方 160

红藤败酱汤: 鸡血藤 20g, 败酱草 15g, 鸭舌草 10g, 蒲公英 15g, 车前草 15g, 徐长卿 15g, 薏苡仁 15g, 赤芍 10g, 乳香 10g, 没药 10g。

【用法】上述中药加入适量的清水浓煎, 去渣取汁。患者在临睡前排净大小便, 清洁肛门。让患者取左侧卧位, 将其臀部略垫高。将 100mL 温度为 38~42℃的上述药液倒入灌肠筒中, 将灌肠筒上的肛管插入患者的肛门, 插入的肛管长度约为 20cm, 使药液缓慢地流入患者的肠道内。让患者保留药液 1 小时后, 排出药液。连续治疗 1 周为 1 个疗程。

【适应证】湿热瘀结型慢性盆腔炎。

【注意事项】治疗时不处于月经期。

【出处】《当代医药论丛》2019, 17 (19): 187-188.

处方 161

败酱草 15g, 板蓝根 6g, 老鹳草 60g, 丝瓜络 6g, 茯苓 10g, 鸡血藤 20g, 桃仁 3g, 当归 10g, 赤芍 10g, 红花 3g, 蒲公英 10g, 鱼腥草 6g, 白花蛇舌草 6g, 桂枝 3g, 炙甘草 6g。

【用法】按常规煎药方法, 先将所有药物用 1000~1500mL 的冷水浸泡于砂锅 (或搪瓷锅亦可, 不能用铁制容器) 中约 30 分钟, 然后武火加热煮沸, 再改用文火慢煎, 使药液浓缩到 300mL 左右。用灌肠袋将药液装入, 然后吊于输液架上, 使其距离患者肛门约 30cm。患者在灌肠之前需排空大小便。嘱患者取左侧卧位, 将肛管插入肛门内 15cm 左右, 然后调整滴数 70 滴 / 分钟, 30 分钟内滴完为宜。

【适应证】寒湿凝滞型慢性盆腔炎。

【注意事项】灌肠操作一般在睡前 0.5 小时进行, 灌肠结束后嘱患者平卧 10 分钟以上, 注意患者有无异常反应。灌肠操作要注意避开月经期。

【出处】《中国中医药现代远程教育》2019, 17 (8): 55-57.

处方 162

没药 8g, 乳香 8g, 黄柏 10g, 桃仁 10g, 益母草 15g, 连翘 15g, 败酱草 15g, 牡丹皮 15g, 薏苡仁 30g。

辨证加减：湿热者加栀子 10g，车前子 15g；肿块明显者加莪术 10g，三棱 10g，浙贝母 15g。

【用法】将上述药方加 500mL 水浸泡 30 分钟后倒出 100mL，再加 300~400mL 水煎熬至 100mL，分 2 次使用。患者取侧卧位；指导患者双膝屈曲，充分暴露臀部，并垫治疗垫；悬挂灌肠筒，保持药液距离肛门 40~60cm；润滑肛门，排气后夹紧肛管，缓慢将肛管插入直肠内 7~10cm，松开夹子，缓慢灌注药液（温度为 39~41℃）。1 次 / 天，连续治疗 2 周。

【适应证】慢性盆腔炎。

【注意事项】观察液体灌注情况，若遇阻适当移动肛管；询问患者有无便意，若有便意适当放低灌肠筒，嘱咐其深呼吸；待药液流完后夹紧橡胶管并用卫生纸包裹肛管缓慢拔出，擦净肛门，嘱咐其平卧 30 分钟。

【出处】《临床合理用药》2019，12（90）：106–107.

处方 163

桂枝茯苓汤：菟丝子 30g，白芍 20g，枸杞子 20g，黄芩 12g，牡丹皮 10g，茯苓 10g，桂枝 10g，桃仁 10g，鹿角胶 10g，川椒 3g。

【用法】用 500mL 水进行煎煮，待药液浓缩至约 150mL 停止煎煮。患者取左侧卧位；告知患者松肛，将一次性的中号肛管插入至患者肛门里 15cm 处，将桂枝茯苓汤的温度控制在 40℃左右，于 5 分钟内缓慢注入，嘱患者保持左侧卧位 30 分钟。每天 1 次，1 次使用 1 剂，疗程为 2 个月经周期。

【适应证】瘀血型慢性盆腔炎。

【注意事项】治疗时间为患者经期结束时。

【出处】《内蒙古中医药》2019，38（7）：95–96.

（五）药物离子导入法

处方 164

三棱、莪术、没药、生蒲黄、五灵脂、川芎各等份。

【用法】浓煎制药，垫连电极片置下腹，隔日 1 次。10 天为 1 个疗程。

【适应证】急性盆腔炎。

【注意事项】治疗前宜排空膀胱与直肠，利于病位对药物的吸收及渗透；经期停药，经后继续疗程。

【出处】《实用妇科内分泌电子杂志》2019，6（24）：46.

二、非药物外治法

（一）艾灸

处方 165

气海、关元、子宫、足三里、三阴交、肾俞、命门、腰阳关。

【操作】艾灸上述穴位，1 次 / 天，15 天为 1 个疗程。

【适应证】盆腔炎。

【注意事项】艾灸时询问患者感受，以局部有热感且耐受为宜。

【出处】《中外医学研究》2019，17（25）：146-147.

处方 166

神阙、关元、双侧三阴交等穴。

【操作】雷火灸。嘱患者平卧，竖摆灸盒，上孔对准穴位，点燃艾条插入孔内，距离皮肤 3~5cm（以皮肤有温热感为宜），时间 20 分钟，每天 1 次。7 天为 1 个疗程。

【适应证】盆腔炎。

【注意事项】操作前要评估所灸部位的皮肤情况，确保清洁无破损。与患者解释操作的目的、意义及配合的方法。灸时用双层毛巾覆盖，毛巾与艾灸盒应留有空隙，以防烧焦毛巾，烫伤患者。

【出处】《世界最新医学信息文摘》2019，19（36）：178-185.

处方 167

主穴：足三里。

配穴：肾俞、次髎、子宫、关元。

【操作】悬起灸。每次都要选足三里穴，另配穴分 2 组可隔日交替应用。点燃艾条，探及穴位热敏化反应后在其上方开展悬灸，艾灸穴位时应以热敏化情况消失为最佳。治疗时间为每次 10~60 分钟，每日 1 次。于月经干净后连续治疗 10 天为 1 个疗程。

【适应证】慢性盆腔炎。

【注意事项】注意避免烫伤。

【出处】《基层医学论坛》2019，23（34）：4988-4990.

处方 168

任督脉、关元、气海、命门、腰阳关。

【操作】患者取侧卧位，暴露穴位皮肤，诸穴依次应用回旋、雀啄、来回及温和灸。首先利用回旋灸来使机体局部气血开通，时间为2分钟，然后给予雀啄灸以使经气贯通，时间为1分钟，再使用循经来回灸以使经气疏通激发，最后采用温和灸来发动感传。每次热敏灸治疗需灸至上述灸感消失，每次治疗时间20分钟，经期停止治疗。

【适应证】气滞血瘀型慢性盆腔炎。

【注意事项】若出现以下灸感反应1种或1种以上即预示着此穴位已实现热敏化，包括：传热、扩热、透热、表面不热深部热、局部不热远端热，以及施灸局部或远离施灸局部形成胀、酸、麻、痛等非热感。

【出处】《上海针灸杂志》2019，38（4）：389-393.

（二）针刺

处方 169

主穴：中极、关元、气海、三阴交、足三里、次髎。

配穴：脾肾两虚、寒湿凝滞加脾俞、肾俞、阴陵泉、命门；下焦湿热加阴陵泉、曲池、内庭、蠡沟；瘀毒伤阴、气血亏乏加脾俞、膈俞、血海、地机、太溪、肾俞、阴郄。若腰酸重加腰阳关、命门；白带多加水道、阴陵泉；月经不调加归来、天枢；腹胀加中脘；炎性肿块加府舍。

【操作】依照主穴酌情加减。操作时应用提插捻转等手法令关元穴得气，针感要求传到水道、归来。针刺后提插捻转得气留针30分钟，每10分钟行针1次。隔日1次，10次为1个疗程。每个疗程中间休息3天。

【适应证】慢性盆腔炎。

【注意事项】避免直接刺炎症部位和包块区，月经期停针。

【出处】《世界最新医学信息文摘》2019，19（89）：204-209.

处方 170

腹痛穴、头痛穴。

【操作】腹痛穴位于腓骨小头前下方凹陷中（阳陵泉处），双侧同时取穴，针刺手法为上下提插，可捻转滞针，以针刺腓总神经或腓深神经腓浅神经后出现的针感为宜；头痛穴位于足背第一、二趾骨结合之前凹陷中（太冲穴与行间穴之间），采用左右交替取穴，针刺手法为上下提插，可滞针，以局限性针感出现的酸麻胀为主，以针刺趾背神经后出现的针感为宜。

【适应证】湿热瘀结型盆腔炎。

【注意事项】月经期停针。

【出处】《中国实用医药》2019，14（22）：114–116.

处方 171

下髎、交信。

【操作】患者取俯卧位，采用单手快速进针法针刺下髎穴和交信穴，直刺 0.5~0.8 寸，得气后留针 30 分钟，以平补平泻法每 5 分钟运针 3 分钟，1 次/天。

【适应证】急性盆腔炎。

【注意事项】月经期停针。

【出处】《世界中医药》2019，14（10）：2766–2770.

处方 172

主穴：中脘、下脘、气海、关元、次髎（双）、中髎（双）、膀胱俞（双）。

配穴：白带多者加下风湿点（双）（外陵穴下 5 分外 5 分）；下腹坠胀疼痛明显者加中极（双）、大赫（双）（中极旁开 0.5 寸）；腰骶不适明显者加关元俞（双）、小肠俞（双）、胞肓（双）。

【操作】患者仰卧，常规消毒患者腹部，取 0.25mm×40mm 毫针针刺，红外线灯照射 30 分钟后出针。然后患者取俯卧位，针刺膀胱经背俞穴（双），平补平泻，得气 1~2 分钟后出针。隔日治疗 1 次，2 周为 1 个疗程。

【适应证】湿热瘀滞型慢性盆腔炎。

【注意事项】治疗期间宜清淡饮食，经期停止治疗。

【出处】《浙江中西医结合杂志》2019，29（11）：947–949.

（三）温针灸

处方173

关元、气海、水道、归来、气冲、三阴交。

【操作】患者取仰卧位，穴位常规消毒后，采用平补平泻法，刺入深度为3cm，取3cm艾条置于针柄上点燃，燃尽后出针。1次/天，1周为1个疗程。

【适应证】慢性盆腔炎。

【注意事项】治疗过程中注意预防烫伤。

【出处】《亚太传统医药》2019，15（7）：130–132.

（四）耳穴压豆

处方174

对应盆腔及其相关的穴位。

【操作】对照耳穴模型，选取穴位，探测患者敏感点后使用王不留行籽贴贴敷对应点，用手指加压揉搓，直至患者出现酸麻肿胀感，1~2次/天，经期停止。4周为1个疗程。

【适应证】慢性盆腔炎。

【注意事项】对耳穴压豆治疗不适者禁用。

【出处】《湖北科技学院学报（医学版）》2019，33（4）：323–325.

综合评按：盆腔炎临床多以内服药治疗为主，近年来有不少报道应用中医外治法治疗盆腔炎，收到较好的效果。中医外治盆腔炎方法较多，临证时要抓主症，察其缓急，灵活选方，本着急则治其标、缓则治其本的原则，辨证加减，立法遣药。必要时应中西医结合治疗，疗效更为显著。

第十三节　阴痒

　　阴痒指女子外阴及阴道瘙痒，甚则痒痛难忍、坐卧不安，有时可波及肛门周围，或伴有不同程度的带下。亦称为外阴瘙痒症。引起该证的原因较多，如糖尿病、卵巢功能低下等，但在临床上以滴虫性阴道炎、老年性阴道炎、真菌性阴道炎和外阴白斑等为常见。此外，也有精神因素而引起的阴痒。中医学称本证为"阴痒""阴瘙"等。

　　《肘后备急方》首载治疗"阴痒汁出""阴痒生疮"的方药。《诸病源候论·妇人杂病诸候》曰："妇人阴痒是虫食所为。三虫、九虫在肠胃之间，因脏虚，虫动作，食于阴，其虫作势，微则痒，重者乃痛。"《妇科经纶·杂证门》云："妇人有阴痒生虫之证也，厥阴属风木之脏，木朽则生，肝经血少，津液枯竭，致气血不能荣运，则壅郁生湿。湿生热，热生虫，理所必然。"《疡医大全·前阴部》记载："妇人阴户作痒，乃肝脾风湿流注，亦有肝火郁结而成。"

1. 病因病机

　　阴痒者，内因乃脏腑虚损、肝肾功能失常；外因多见会阴局部损伤、带下尿液停积，湿蕴生热，湿热生虫，虫毒侵蚀，则致外阴痒痛难忍。如《景岳全书·妇人规》所言："妇人阴痒者，必有阴虫，微则痒，甚则痛，或为脓水淋漓，多由湿热所化。"

2. 临床诊断

　　（1）患者先感到外阴不适，继则出现瘙痒及疼痛，或有灼热感而不自主地搔抓，于排尿及有其他分泌物刺激后加重，或伴有带下量多。

　　（2）外阴的皮肤及黏膜多有不同程度的充血肿胀，甚则出现糜烂，或形成大片湿疹，经抓后可有渗出及感染。慢性炎症时皮肤增厚、粗糙，可有皲裂伴瘙痒。

3. 中医分型

（1）湿热下注型　阴部瘙痒难忍，坐卧不安，皮肤增粗如革，甚则破溃充血，带下量多、色黄如脓、质味异常，心烦少寐，口苦而腻，小便短赤，舌红，苔黄腻，脉滑数。

（2）肝肾阴虚型　外阴瘙痒难忍、干涩灼热，会阴皮肤粗糙、肤色变浅，夜间加重，耳鸣眩晕，腰酸腿软，五心烦热，口干，舌红少苔，脉细数无力。

（3）湿虫滋生型　阴部瘙痒如虫行状，甚则奇痒难忍，灼热疼痛，带下量多、色黄、呈泡沫状或色白如豆渣状、臭秽，心烦少寐，胸闷呃逆，口苦咽干，小便短赤，舌红，苔黄腻，脉滑数。

一、药物外治法

（一）熏洗法

处方 175

蛇床子、地肤子、苦参各 20~30g，花椒、黄柏各 12g，苍术、防风各 15g。

【用法】以上诸药，用纱布包扎，加水 2000mL，煎至 1500mL，待温热适度时先熏后洗，1 日 2 次。10 次为 1 个疗程。

【适应证】阴痒。

【注意事项】注意勿烫伤，经期停用。

【出处】《中西医结合杂志》1986，6（11）：697.

处方 176

艾叶 100g，白鲜皮 200g。

【用法】以上诸药，用纱布包扎，加水 2000mL，煎至 1500mL，待温热适度时先熏后洗，1 日 2 次。10 次为 1 个疗程。

【适应证】湿热型阴痒。

【注意事项】皮肤过敏者慎用，注意勿烫伤，经期停用。

【出处】经验方。

处方 177

蚤休 30g，陈鹤虱 30g，苦参 15g，蛇床子 15g，松木 15g，威灵仙 15g，

野菊花 15g

【用法】以上诸药，用纱布包扎，加水 2000mL，煎至 1500mL，待温热适度时先熏后洗，1 日 2 次。10 次为 1 个疗程。

【适应证】外阴白斑之阴痒。

【注意事项】皮肤过敏者慎用，注意勿烫伤，经期停用。

【出处】《实用中西医结合临床手册》学苑出版社.

（二）浸洗法

处方 178

白矾 15g，雄黄 15g，蛇床子 30g。

【用法】以上诸药共研细末，每次用 1.5~3g，开水泡在盆内，待温度适宜，外阴浸入药水中，频频洗，1 日 2 次。7 天为 1 个疗程。

【适应证】阴痒。

【注意事项】注意勿烫伤，经期停用。

【出处】许飞鹏.《民间中草药验方》福建科学技术出版社.

处方 179

野菊花 60g，蛇床子 16g，猫爪刺 60g，苦参 20g。

【用法】以上诸药共研细末，每次用 1.5~3g，开水泡在盆内，待温度适宜，外阴浸入药水中，频频洗，1 日 2 次。7 天为 1 个疗程。

【适应证】湿虫滋生型阴痒（滴虫性阴道炎）。

【注意事项】皮肤过敏者慎用，注意勿烫伤，经期停用。

【出处】刘光瑞.《中国民间草药方》四川科学技术出版社.

（三）坐浴法

处方 180

地肤子 30g，苦参 15g，蛇床子 15g，蒲公英 15g，紫草 15g，黄柏 15g

【用法】上方水煎后，待温度适宜，坐入药水中，1 日 1 次，每次 30 分钟。3 个月为 1 个疗程。

【适应证】外阴白色病变之阴痒。

【注意事项】皮肤过敏者慎用，经期停用。

【出处】《中西医结合杂志》1988，4（8）：237.

处方 181

黄柏 100g，甘草 100g。

【用法】上方水煎后，待温度适宜，坐入药水中，1 日 1 次，每次 30 分钟。10 天为 1 个疗程。

【适应证】湿虫滋生型阴痒。

【注意事项】皮肤过敏者慎用，注意勿烫伤，经期停用。

【出处】经验方。

（四）纳药法

处方 182

蛇床子 30g。

【用法】蛇床子研末，以白粉（米粉）少许，和令相得，团如枣大，以绵裹纳入阴道内，1 日 1 次，10 天为 1 个疗程。

【适应证】湿热型阴痒、带下多。

【注意事项】皮肤过敏者慎用，经期停用。

【出处】钱伯煊.《女科方萃》人民卫生出版社.

处方 183

雄黄 10g，玄明粉 4.5g，樟脑 1.5g，蛇床子 12g，青黛 4g，冰片 2g，老鹤草 12g，硼砂 9g。

【用法】上方共研细面，装入胶囊，每晚 1 粒塞入阴道内。12 天为 1 个疗程。

【适应证】湿虫滋生型阴痒。

【注意事项】皮肤过敏者慎用，经期停用。

【出处】《实用中西医结合临床手册》学苑出版社.

（五）涂搽法

处方 184

珍珠、青黛、雄黄各 3g，黄柏 9g，儿茶 6g，冰片 0.03g。

【用法】上药共研细末，外搽患处，1 日数次。

【适应证】肝肾阴虚型阴痒皮肤破损者。

【注意事项】皮肤过敏者慎用，经期停用。

【出处】韩家驹.《中医外治方药手册》陕西科学技术出版社.

（六）冲洗法

处方 185

野菊花 15g，桃树叶 30g，苦参 10g，白芷 10g，蛇床子 15g。

【用法】上药煎水，待药水温度适度时冲洗外阴部，1 日 2 次。10 天为 1 个疗程。

【适应证】阴痒。

【注意事项】皮肤过敏者慎用，勿烫伤，经期停用。

【出处】吴震西.《中医内病外治》人民卫生出版社.

（七）擦洗法

处方 186

白鲜皮 20g，龙胆草 20g，金银花 30g，荆芥 20g。

【用法】将上药水煎后，外擦洗阴部，1 日 2 次。10 天为 1 个疗程。

【适应证】湿热下注型阴痒。

【注意事项】皮肤过敏者慎用，勿烫伤，经期停用。

【出处】刘光瑞.《中国民间草药方》四川科学技术出版社.

（八）穴位注射

处方 187

维生素 B_{12} 注射液。

【用法】选次髎、三阴交双侧穴位交替使用。常规消毒后，直刺次髎（1.0±0.2）寸，直刺三阴交（1.2±0.2）寸，回抽无血后，各注入药液（0.3±0.1）mL。

【适应证】阴痒。

【注意事项】药物过敏者禁用。

【出处】巩昌镇，陈少宗，卜彦青，等.《妇科疾病针灸治疗学》天津科技翻译出版公司.

二、非药物外治法

（一）耳穴贴压

🥄 处方188

外生殖器、卵巢。

【操作】常规消毒后，用5mm×5mm的医用胶布将王不留行籽固定于选用的耳穴，每穴固定1粒。让患者每天自行按压3~5次，每个穴每次按压2~3分钟，按压的力量以有明显的痛感但又不过分强烈为度。隔天更换1次，双侧耳穴交替使用。

【适应证】阴痒。

【注意事项】局部皮肤破损者慎用。

【出处】巩昌镇，陈少宗，卜彦青，等.《妇科疾病针灸治疗学》天津科技翻译出版公司.

（二）体针疗法

🥄 处方189

主穴：会阴、中极、三阴交、然谷。

配穴：带下量多色黄腥臭加下髎、带脉、足三里；带下量少或红加气海、期门、太溪；心烦失眠加间使；奇痒难忍加曲骨、大敦。

【操作】常规消毒后，选用28~30号毫针，向会阴方向斜刺中极（1.2±0.2）寸，直刺会阴（0.8±0.2）寸，直刺三阴交（1.2±0.2）寸，直刺然谷（0.7±0.2）寸；直刺下髎（1.0±0.2）寸，直刺带脉（0.8±0.2）寸，直刺足三里（1.5±0.5）寸；直刺气海（1.0±0.2）寸，斜刺期门

（0.7±0.2）寸，直刺太溪（0.7±0.2）寸；直刺间使（0.8±0.2）寸；直刺曲骨（1.0±0.2）寸，用三棱针点刺大敦，使出血 3~5 滴。针中极时，针感宜向会阴部传导。每天针刺 1 次，每次留针 20 分钟，留针期间行针 2~3 次，均用中等强度捻转手法，捻转的幅度为 2~3 圈，捻转的频率为每秒 2~4 个往复，每次行针 5~10 秒。

【适应证】阴痒。

【注意事项】针刺前排空小便。

【出处】巩昌镇，陈少宗，卜彦青，等.《妇科疾病针灸治疗学》天津科技翻译出版公司.

（三）耳针疗法

处方 190

外生殖器、卵巢。

【操作】常规消毒后，用 28 号 0.5~1.0 寸毫针斜刺或平刺耳穴。双侧交替使用。每天针刺 1 次，每次留针 20 分钟，留针期间行针 2~3 次，每次行针 5~10 秒，行针用强刺激捻转手法，捻转的幅度为 3~4 圈，捻转的频率为每秒 3~5 个往复。

【适应证】阴痒。

【出处】巩昌镇，陈少宗，卜彦青，等.《妇科疾病针灸治疗学》天津科技翻译出版公司.

综合评按：阴痒是妇科常见病、多发病，临床多以外治法治疗。中医学认为，肝肾阴虚、湿热下注和湿虫滋生是引发本病的常见原因。由于阴痒的病因不同和病情轻重不一，故应根据具体病因，选用最适合治法，如熏洗、纳药、浸洗适用于各种阴痒，坐浴主治虫积阴痒，擦洗法主治湿热阴痒。另有报道药棉挂线法治疗老年性阴道炎 100 例，治疗 1 个疗程，痊愈 55 例，好转 11 例，治疗 2 个疗程，无效者仅 4 例，总有效率 96%。但外治虽可减轻阴痒症状，却很难根治，必要时还需中西医结合治疗。

另外，病愈后仍应经常保持外阴清洁，每日或隔日用温开水或选以上各方洗涤阴部，定期更换内裤，月经期前后更应注意清洗，以防复发。对老年人及幼女雌激素缺乏，阴道抵抗力降低，尤宜经常以熏、洗、擦、坐浴等法，清除外阴部病菌，防止复发。部分患者因治疗不当，可发展成阴疮。也有少数患者阴痒日久不愈，病情迁延日久，致阴部长期失于滋养而转为恶证。

第十四节　阴疮

阴疮是指妇人外阴部结块红肿，或溃烂成疮、黄水淋漓、局部肿痛，甚则溃疡如虫蚀者，又称"阴蚀""阴蚀疮"。其病因以热毒为多，张介宾《景岳全书·妇人规》总结："妇人阴中生疮，多湿热下注，或七情郁火，或纵情敷药，中于热毒。"为后世治病求本，辨证治疗阴疮奠定了基础。类似于西医学的外阴炎或急性外阴溃疡。

1. 病因病机

本证主要由热毒炽盛，或寒湿凝滞，侵蚀外阴部肌肤所致。

（1）毒热　经行产后，卫生护理不当，邪毒侵袭；或湿热蕴积，伏于肝脉，滞于冲任，侵蚀外阴肌肤，破溃成疮。

（2）寒凝　久居阴寒湿冷之所，寒湿乘虚侵袭，凝滞于内，邪气不能外达，内陷于冲任肌肤；或阳气虚衰，气血失和，与痰湿凝结，肌肤失养，日久则溃腐成疮。

2. 临床诊断

本病以外阴局部红肿、热痛或见脓水淋漓为特征。

3. 中医分型

（1）毒热型　本病初期，阴户一侧或双侧，忽然肿胀疼痛，行动艰难；继则肿处高起，形如蚕茧，不易消退，3~5天便可成脓，并易向大阴唇内侧黏膜处溃破，溃后脓多臭秽而稠；全身可伴有恶寒发烧，口干纳少，大便秘结，小便涩滞，舌苔黄腻，脉沉数。

（2）寒凝型　外阴部肿块坚硬，皮色不变，不甚肿痛，经久不消，或日久溃烂，瘙痒出血，脓血淋漓，疮久不敛；神疲体倦，纳谷不食，心悸烦躁，舌质淡嫩，苔淡黄腻，脉细软无力。

一、药物外治法

（一）坐浴法

处方 191

蛇床子 9g，黄柏 6g，淡吴茱萸 3g。

【用法】诸药布包，温水浸泡 15 分钟后煎数沸，倾入盆中，趁热熏洗、坐浴，晨晚各 1 次，每次 5~10 分钟。洗后可拭干外阴部，内阴部待其自然吸收。

【适应证】随症增减方中寒温药的用量，既适用于毒热型阴疮，也适用于寒凝型阴疮。

【注意事项】操作前用温水洗净外阴部。

【出处】贾一江，庞国明，府强.《当代中药外治临床大全》中国中医药出版社.

处方 192

蛇床子 15g，苦参 15g，黄柏 20g，赤芍 15g，牡丹皮 15g，苍术 15g，蒲公英 20g，透骨草 15g，枯矾 10g，生甘草 10g。

【用法】将上药浸泡 20 分钟后，煎煮 15 分钟，取中药汤液 1000~2000mL。将药液趁热置于盆器内，熏蒸，待药液温度适中后，患者坐浸于药液中，20 分钟 / 次，2 次 / 天，无菌纱布揩干。

【适应证】阴疮（面积较大者）。

【注意事项】大小便后，冲洗外阴，保持外阴部清洁。积极治疗阴道炎，去除原发病灶。

【出处】《实用护理杂志》2003，19（10）：43.

（二）熏洗法

处方 193

苦参 15g，蛇床子 15g，白鲜皮 15g，土茯苓 15g，黄柏 15g，川椒 6g。

【用法】诸药水煎，熏洗外阴部，每日 1~2 次。

【适应证】阴疮。

【注意事项】操作前用温水洗净外阴部。

【出处】贾一江，庞国明，府强.《当代中药外治临床大全》中国中医药出版社.

处方 194

鹤虱 30g，苦参 15g，狼毒 15g，蛇床子 15g，当归尾 15g，威灵仙 15g。

【用法】诸药水煎，滤渣，熏洗外阴部，每日 3 次。

【适应证】适用于外阴部溃烂、脓血淋漓，或痛或痒，多伴有赤白带下。

【注意事项】操作前用温水洗净外阴部。

【出处】贾一江，庞国明，府强.《当代中药外治临床大全》中国中医药出版社.

处方 195

苦参 50g，黄连 10g。

【用法】上药用水煎汤剂 1000mL，每天晚上局部熏洗患处 15~20 分钟。

【适应证】阴疮（肝经湿热型）。

【注意事项】忌食辛辣刺激、肥腻及冰冻之物。同时，在甘草泻心汤和四妙丸的基础上随证加减，内外合治。

【出处】《亚太传统医药》2016，12（18）：85.

（三）涂搽法

处方 196

樟丹 30g，葛粉 30g，冰片少许。

【用法】诸药布包，香油调匀，搽患处。

【适应证】阴疮。

【注意事项】搽药前用温水洗净外阴部。

【出处】贾一江，庞国明，府强.《当代中药外治临床大全》中国中医药出版社.

处方 197

黄连膏（成药）1 小盒，六神丸（成药）3 粒（研细末）。

【用法】将两种药调匀，搽患处。

【适应证】阴疮。

【注意事项】搽药前用温水洗净外阴部。

【出处】贾一江，庞国明，府强 .《当代中药外治临床大全》中国中医药出版社 .

处方 198

紫荆皮 20g，黄柏 20g。

【用法】两药共研细末，以香油调匀，搽患处。

【适应证】阴疮。

【注意事项】搽药前用温水洗净外阴部。

【出处】贾一江，庞国明，府强 .《当代中药外治临床大全》中国中医药出版社 .

（四）外敷法

处方 199

生肌白玉膏：制炉甘石 15g、滴乳石 9g、滑石 30g、白琥珀 9g、朱砂 3g、冰片 0.31g 等 10 味中草药，调成膏药。

【用法】将生肌白玉膏直接涂于溃疡面上，然后用无菌纱布贴敷于患处以免引起再感染。

【适应证】阴疮（面积较大者）。

【注意事项】涂抹药物时要轻揉溃疡面，使药膏渗入皮内，提高药效。溃疡面外敷中药膏，能保持伤口的生理环境，防止干燥，润肤，促进基底新鲜肉芽组织生长，使溃疡面收敛，保持溃疡面洁净，以减少感染的危险。

【出处】《实用护理杂志》2003，19（10）：43.

处方 200

珍珠末。

【用法】采用局部敷药及口服用药相结合治疗。用珍珠末 0.5g 加冷开水数滴调成糊状敷于患处，每次 30 分钟；配合口服珍珠末，每日 3 次，每次 2g，7 天为 1 个疗程。局部治愈后还需巩固治疗 2 个疗程，每个疗程为 7 天，疗程间隔 1 个月；口服用药方法为每天口服 3 次，每次服用 1g。

【适应证】阴疮（前庭大腺炎）。

【注意事项】每天早晚用清水洗外阴后再操作。

【出处】《广西中医药》1998，21（5）：29.

处方 201

鲜仙人掌。

【用法】选鲜而多汁仙人掌去皮及小刺，捣糊拌醋外敷于外阴硬肿处，并超过硬肿范围，敷好后用纱布覆盖，外敷 2 次 / 天。外敷 10 天。

【适应证】阴疮。

【注意事项】操作前用温水洗净外阴部。

【出处】《现代中西医结合杂志》2004，13（1）：139.

（五）熏洗加涂搽法

处方 202

生甘草、金银花、玄参、土茯苓、苍术、白芷、茶叶、桑叶、苦参、葱白、蒜梗、槐枝、花椒各 9g。

处方 203

三仙丹方药 3g，黄连 3g，浙贝母 6g，大黄 3g，无名异 3g，黄柏 6g，轻粉 1.5g，升过樟脑 1.5g，猪胆汁适量，麻油适量。（出自《理瀹骈文》）

【用法】以处方 202 诸药水煎熏洗外阴部后，再用处方 203 前 8 味药共研末，以猪胆汁、麻油调搽患处。

【适应证】阴疮。

【注意事项】操作前用温水洗净外阴部。

【出处】贾一江，庞国明，府强.《当代中药外治临床大全》中国中医药出版社.

处方 204

紫荆皮 20g，黄柏 20g。

处方 205

硃黄散（成药）15g，香油适量。

【用法】以处方 204 诸药水煎熏洗外阴部，而后以香油调硃黄散如糊状，搽患处。

【适应证】阴疮。

【注意事项】操作前用温水洗净外阴部。

【出处】贾一江，庞国明，府强．《当代中药外治临床大全》中国中医药出版社．

（六）熏洗加外贴法

处方 206

马鞭草 50g，蒲公英、赤芍、金银花各 10g，制乳没各 5g。

【用法】上药制成膏药。膏药外贴患处，日一帖，再以马鞭草 150g 煎液熏洗患处，4~5 次 / 日，每次 10~20 分钟。

【适应证】阴疮。

【注意事项】操作前用温水洗净外阴部。

【出处】《湖北中医杂志》1993，15（4）：3.

处方 207

苦参汤：苦参 30g，黄柏 30g，地肤子 30g，土茯苓 30g，蜀羊泉 10g，白鲜皮 15g，明矾 10g，艾叶 10g。

如意金黄散（或膏）：大黄、黄柏、姜黄、白芷各 2500g，南星、陈皮、苍术、厚朴、甘草各 1000g，天花粉 5000g。

【用法】上述如意金黄散的药物研细末过 100 目筛，成散剂；加入凡士林制成 20% 的软膏。苦参汤 1 剂用清水浸泡 30 分钟，然后武火煮沸，再用文火煎煮 30 分钟，篦出药液，先热熏患处，待药液变温后再浸洗患处约 15 分钟，微微晾干。然后针对疖肿样、脓肿样的阴疮将如意金黄散撒在患处，然后盖上纱布，1 天换 1 次；针对湿疹样的阴疮，将如意金黄膏摊在纱布上（涂药宜厚）敷于患处，1 天换 1 次。7 天为 1 个疗程。治疗期间不再用其他内服外用药。

【适应证】阴疮。

【注意事项】注意个人卫生，内裤宜宽松；避免搔抓、挤压患处；忌食辛辣刺激性食物。

【出处】《云南中医中药杂志》2010，31（12）：42.

（七）坐浴加外敷法

处方 208

阴疮洗剂：苦参、蛇床子、白头翁、白鲜皮、蒲公英、紫花地丁各15g，七叶一支花 20g，明矾 6g。

【用法】上述药物加水 4000mL，猛火煮沸改文火煮至 2000mL，凉至40℃左右坐浴 5~10 分钟，轻轻擦干，外敷甘石创愈散约 1mm 厚，每天 2 次。5 天为 1 个疗程。

【适应证】阴疮。

【注意事项】治疗期间尽量卧床休息，暴露创面。

【出处】《光明中医》2002，17（3）：48.

二、非药物外治法

针刺

处方 209

百会、合谷、太冲、蠡沟、曲池、血海、三阴交、筑宾、水泉、制污穴。

【操作】均用泻法，留针 30 分钟，每周治疗 3 次。

【适应证】阴疮（湿热下注型）。

【注意事项】保持外阴清洁干燥。

【出处】《基层医学论坛》2009，（13）：66.

综合评按： 中药外用是治疗阴蚀的一种主要治疗方法，它能直接作用于病变部位，有利于药物的充分吸收与利用。目前临床多采用以外治法为主，配合内服药的治疗总则。

熏洗法是临床治疗外阴疾病的主要方法之一，有热力和药物治疗的协同作用，能促进腠理疏通、气血通畅，改善局部营养和全身功能，达到消肿止痛的目的。在《妇人大全良方·产后门》中就有记载："凡妇人少阴脉数而滑者，阴中必生疮，名曰䘌疮，或痛或痒，如虫行状，淋露脓汁，阴蚀几尽者。此皆由心神烦郁、胃气虚弱，致气血留滞……治之当补心养胃，外以熏洗、坐导药治之乃可。"涂搽法是将药物直接搽于患处，具有拔毒、清热、止痛、排脓等作用。两法合用，作用相加，能进一步提高疗效。

第十五节　子宫脱垂

妇女子宫因支持组织的损伤、薄弱而从正常位置沿阴道下降，即是子宫脱垂。轻度子宫脱垂为宫颈外口降至坐骨棘水平以下，而仍位于阴道内，重症者子宫完全脱出于阴道。伴随子宫的脱出，阴道前壁或后壁或前后壁同时有不同程度的脱出。中医学称之为"阴挺""阴挺下脱""阴脱"等，根据其突出形态的不同而有"阴菌""阴痔""阴㿗"等名称。宋代以后对于发生于产后的子宫全部脱出者称为"产肠不收""子肠不收"，以示脱垂有轻重之别。

《诸病源候论·妇人杂病诸候》云："胞络伤损，子脏虚冷，气下冲则令阴挺出，谓之下脱。亦有因产而用力偃气而阴下脱者。诊其少阴脉浮动，浮则为虚，动则为悸，故令脱也。"认识到本病发生与分娩密切相关。《景岳全书·妇人规》提出"升补元气，固涩真阴"的治疗原则，至今仍有临床指导意义。

1. 病因病机

阴挺与分娩损伤有关，产伤未复、中气不足，或肾气不固、带脉失约，子宫日渐下垂脱出。亦见于长期慢性咳嗽、便秘、年老体衰之体，冲任不固、带脉提摄无力而子宫脱出。

2. 临床诊断

（1）阴道内脱出肿物　近阴道口或阴道外可见到脱出的肿物，随子宫脱垂的程度不同，突出物大小也不同。轻者，常在劳动、咳嗽、蹲站位等腹压增加时，感觉阴中滞碍，有物下坠，劳累后加重，休息后减轻。重度脱垂者，则整个子宫脱出于阴道口外，睡卧休息后也不能回缩。

（2）带下异常　带下增多、色白、质稀。若阴挺于外，复受湿热虫邪侵淫，表面溃烂，四周肿痛，则水出淋漓，带下色黄而气臭。

（3）小腹坠胀、腰骶酸痛　为早期脱垂者常见症状，劳累后加重，休息后减轻，以合并直肠膨出者为著。

（4）二便异常　严重脱垂伴发阴道前后壁膨出，或膀胱、尿道、直肠膨出者，可见尿频或尿失禁，或二便不通，常需用手将膨出物上托后方得顺畅排解。

（5）月经失调　或月经先期，或闭经。

（6）妇科检查　以患者使用腹压时检查为准，子宫大小多正常，宫颈外口达坐骨棘水平以下，甚或子宫全部脱出阴道口外，可伴有阴道前后壁膨出，或程度不同的尿道膨出，或有宫颈管延长。若阴道壁长期暴露，其横皱襞可变浅，甚至消失。阴道黏膜可见水肿、肥厚、角化，失去正常弹性。根据子宫脱垂的程度，临床上分为三度。Ⅰ度：轻型，子宫颈距处女膜缘少于4cm，但未达处女膜缘；重型，子宫颈已达处女膜缘，但未超过该缘，检查时在阴道口见到子宫颈。Ⅱ度：轻型，子宫颈已脱出阴道口外，但宫体仍在阴道内；重型，子宫颈及部分宫体已脱出于阴道口外。Ⅲ度：子宫颈及子宫体全部脱出阴道口外。

3. 中医分型

（1）气虚下陷　子宫下垂或脱出，劳则加剧，少腹、会阴坠胀，伴神疲乏力，带下量多、质稀色白，小便量多，舌淡红，苔薄白，脉虚弱或细。

（2）肾虚失固　自觉阴道有物脱出，小腹下坠，腰酸腿软，小便频数，夜间尤甚，头晕耳鸣，阴道干涩，舌淡，脉沉弱。

一、药物外治法

（一）薄贴法

处方 210

蓖麻子 10 粒。

【用法】蓖麻子捣烂，剃去患者头顶百会穴处头发，敷在百会穴，如子宫上缩，立即把药去掉。1 日 1 次。

【适应证】肾虚型子宫脱垂。

【注意事项】皮肤过敏者慎用。

【出处】许飞鹏 .《民间中草药验方选》福建科学技术出版社 .

（二）熏洗法

处方 211

白胡椒、附子、白芍、肉桂、党参各 20g，五倍子、椿根白皮各 100g。

【用法】上药共煎汤熏洗阴部，1 日 2 次。10 日为 1 个疗程。

【适应证】子宫脱垂。

【注意事项】皮肤过敏者慎用。

【出处】《陕西中医》1984，5（1）：18.

处方 212

椿根白皮 15g，石榴皮 20g，五倍子 15g，升麻 30g，柴胡 15g，枯矾 20g，黄柏 10g，苦参 20g，蛇床子 15g。

【用法】将上方水煎沸 15 分钟，置于盆中，烫时熏蒸，待水温稍凉能耐受时坐浴（或直接用熏蒸床以上方中药熏蒸），每次 30 分钟，每日 2 次，7 天为 1 个疗程。

【适应证】子宫脱垂。

【注意事项】皮肤过敏者慎用。

【出处】《四川中医》2016，34（3）：150–151.

（三）纳药法

处方 213

双子散：五倍子、覆盆子各 20g。

【用法】上药共研末，以香油调后，用棉球蘸药末塞入阴道深处，1 日 4 次。3~5 日为 1 个疗程。

【适应证】子宫脱垂。

【注意事项】皮肤过敏者慎用。

【出处】杨思澍.《实用中西医结合临床手册》学苑出版社.

（四）涂搽法

处方 214

苏茴膏：紫苏叶、小茴香各 75g，麻油 25g。

【用法】紫苏叶、小茴香研极细末过筛，用麻油拌匀备用。以消毒棉棒蘸药涂搽患处，1 日 2 次。20 日为 1 个疗程。

【适应证】子宫脱垂。

【注意事项】皮肤过敏者慎用。

【出处】张树生.《中药贴敷疗法》中国医药科技出版社.

（五）坐浴法

处方 215

金银花、紫花地丁、蒲公英、蛇床子各 30g，黄连 6g，苦参 15g，黄柏 10g，枯矾 10g。

【用法】上方共煎水，待温度适宜坐浴，1 日 2 次。5 日为 1 个疗程。

【适应证】子宫脱垂伴黄水淋漓、湿热下注者。

【注意事项】皮肤过敏者慎用。

【出处】经验方。

（六）擦洗法

处方 216

蛇床子 20g，大蒜 30g，白鲜皮 20g，紫背浮萍 30g。

【用法】将药物煎水后，外洗阴部，1 日 1 次。7 日为 1 个疗程。

【适应证】湿热型子宫脱垂。

【注意事项】皮肤过敏者慎用。

【出处】刘光瑞.《中国民间草药方》四川科学技术出版社.

（七）穴位注射

处方 217

50% 当归注射液、维生素 B_1 等药物。

【用法】选取穴位三阴交、足三里、提托、八髎、太溪。常规消毒后，直刺足三里（1.5±0.5）寸，直刺三阴交（1.2±0.2）寸，直刺提托（0.8±0.2）寸，直刺八髎（1.0±0.2）寸，各注入药液（1.5±0.5）mL。直刺太溪（0.8±0.2）寸，注入药液（0.8±0.2）mL。使用穴位注射疗法时，每次取用的穴位不要太多，4~6 个即可，每天治疗 1 次或隔天治疗 1 次。

【适应证】子宫脱垂。

【注意事项】对本药物过敏者禁用。

【出处】巩昌镇，陈少宗，卜彦青，等.《妇科疾病针灸治疗学》天津科技翻译出版公司.

二、非药物外治法

（一）体针疗法

处方 218

主穴：百会、气海、维道、提托、肾俞、足三里。

配穴：带下量多加带脉；小腹下坠加中脘、脾俞；腰酸腿软加曲泉。

【操作】常规消毒后，选用 28~30 号毫针，百会针尖向前沿皮刺，进针（0.8±0.2）寸；直刺气海（0.8±0.2）寸，向前下方斜刺维道（1.2±0.2）

寸，直刺提托（1.0±0.2）寸，向脊柱方向 60° 角斜刺肾俞（0.6±0.2）寸，直刺足三里（1.2±0.2）寸，直刺带脉（0.7±0.2）寸，直刺脾俞（0.7±0.2）寸，直刺中脘（1.4±0.4）寸，直刺曲泉（1.2±0.2）寸。每天针刺 1 次，每次留针 20 分钟，留针期间行针 2~3 次，均用中等强度捻转手法，捻转的幅度为 2~3 圈，捻转的频率为每秒 2~4 个往复，每次行针 5~10 秒。少腹部穴位针刺时以针感传至会阴部，或患者腹部有抽动感为佳。

【适应证】子宫脱垂。

【注意事项】针刺前应排空小便。

【出处】巩昌镇，陈少宗，卜彦青，等 .《妇科疾病针灸治疗学》天津科技翻译出版公司 .

（二）艾灸

处方 219

百会穴。

【操作】取直径 2cm、厚 0.4cm 附子一块，上置 7 分长艾条，隔附子灸百会穴。每次灸 3~4 壮，日 1 次。10 次为 1 个疗程。

【适应证】子宫脱垂 I 度。

【注意事项】皮肤过敏者慎用。

【出处】《四川中医》1990，8（9）：43.

处方 220

百会穴、神阙穴。

【操作】选用五味子 12g，雄黄 3g，胡椒 3g，麝香 0.1g，蓖麻仁 12g，将诸药研细末，调拌面粉或鸡蛋清，外敷百会穴、神阙穴，然后温灸，1 日 1 次。10 日为 1 个疗程。

【适应证】子宫脱垂。

【注意事项】皮肤过敏者慎用。

【出处】刘光瑞，刘少林 .《中国民间敷药疗法》四川科学技术出版社 .

处方 221

神阙穴。

【操作】取枳壳 15g、升麻 15g、五倍子 10g、小茴香 10g、青盐 6g 共研末分成两份，另取麝香 0.3g 研末备用。先取麝香 0.15g 撒入神阙穴内，继填药粉，加盖槐树枝，再以荞麦面调成糊状，贴于脐上四周，后加艾炷灸之，每日 1 次。

【适应证】子宫脱垂。

【注意事项】皮肤过敏者慎用。

【出处】巩昌镇，陈少宗，卜彦青，等.《妇科疾病针灸治疗学》天津科技翻译出版公司.

处方 222

中脘、左阳池。

【操作】将艾条一端用火点燃，对准穴位，距穴位皮肤 3cm 左右，固定不动，每穴灸 20~30 分钟，每日 1 次。7 天为 1 个疗程。

【适应证】子宫脱垂。

【注意事项】皮肤过敏者慎用。

【出处】王庆文.《中国针灸配穴疗法》贵州科技出版社.

（三）滞针提拉法

处方 223

提托、子宫、带脉、气海穴。

【操作】取提托透子宫、带脉透气海，针刺得气后，押手使针身稳定于获得针感的深度，刺手拇、食指捏住针柄，单向捻转使针柄捻转 360° 左右，连续操作 3 次造成滞针，捏紧针柄向针尾方向提拉 3 次，使患者会阴和小腹有抽动感。隔日 1 次，14 天为 1 个疗程。

【适应证】子宫脱垂。

【注意事项】月经干净后治疗。

【出处】《云南中医中药杂志》2014，35（12）：46.

（四）耳针疗法

处方 224

子宫、皮质下、外生殖器。

【操作】常规消毒后，用 28 号 0.5~1.0 寸毫针斜刺或平刺耳穴。每天针刺 1 次，双侧交替使用。每次留针 20 分钟，留针期间行针 2~3 次，每次行针 5~10 秒。行针用中等强度捻转手法，捻转的幅度为 2~3 圈，捻转频率为每秒 2~4 个往复。

【适应证】子宫脱垂。

【注意事项】晕针患者慎用。

【出处】巩昌镇，陈少宗，卜彦青，等.《妇科疾病针灸治疗学》天津科技翻译出版公司.

（五）中频电刺激

处方 225

会阴、中极、提托（双）、子宫穴（双）。

【操作】患者排空膀胱，平卧，放松。将中频治疗仪的 3 对电极片分别置于会阴穴及中极穴、双侧提托穴、双侧子宫穴上，选用功能电刺激处方，调节刺激电流大小，直至患者感觉适宜、无疼痛感的最大电流。每次治疗时间 20 分钟，每天 1 次，每周治疗 5 天，休息 2 天，每 2 周为 1 个疗程。

【适应证】子宫脱垂。

【注意事项】治疗前排空膀胱。

【出处】《中医药学报》2013，41（4）：90.

（六）倒悬体位法

处方 226

牵引床一张。

【操作】患者仰卧位倒悬牵引床上，双下肢缓慢上升至比头部高 30°~60°，在逆向体位姿式下静卧 5 分钟。

【适应证】子宫脱垂。

【注意事项】防止摔伤。

【出处】《湖北中医杂志》2013，35（10）：60.

（七）按摩

处方 227

中极、维道、中脘、归来、子宫、八髎、气海、关元、肾俞。

【操作】以掌摩法在腹部作顺时针及逆时针方向治疗，约4分钟。然后用一指禅推法或掌揉法在中极、维道治疗，每穴2分钟。再顺患者呼吸按揉中脘、归来、子宫，每穴1分钟。患者俯卧位，先在腰骶部用轻快的揉法治疗，同时配合按揉八髎穴，以酸胀为度，往返操作4分钟。然后在气海俞、关元俞、肾俞用一指禅推法或按揉治疗，每穴1分钟，再按八髎穴，以酸胀为度，点按方向由上到下。

【适应证】子宫脱垂。

【注意事项】力度适中。

【出处】《湖北中医杂志》2013，35（10）：61.

（八）穴位埋线

处方 228

提托、子宫、肾俞、次髎。

【操作】常规消毒后，选用"0"号肠线用穿刺针埋于皮下0.5cm，覆盖消毒纱布3~5天。每次选用1~3个穴位，一般20~30天埋线1次。

【适应证】子宫脱垂。

【注意事项】本疗法应严格无菌操作，防止感染。埋线时要掌握好深度，不应埋在脂肪层或过浅，亦不要过深伤及内脏，并避开大血管和神经干。同时要注意术后反应，如有感染或过敏现象应及时处理。

【出处】巩昌镇，陈少宗，卜彦青，等.《妇科疾病针灸治疗学》天津科技翻译出版公司.

综合按评：子宫脱垂，中医学称为"阴挺""阴脱"等。其发病原因，《医宗金鉴》载："妇人阴挺，或因胞络伤损，或因分娩用力太过，或因气虚下陷、湿热下注。"针刺治疗本病应根据补中益气和升提固脱的原则选穴；艾灸能调理下焦、补益元气，兴奋子宫平滑肌的紧张度和收缩力，使脱垂子宫恢复至正常的位置；穴位注射、耳针疗法、倒悬体位、按摩、穴位埋线、穴位贴敷、中药熏洗均有补中益气生聚、升阳、举陷之功，故治疗本病有良好效果。对保守治疗效果无效、重症伴有症状者应手术治疗。

第十六节 多囊卵巢综合征

多囊卵巢综合征（PCOS）是世界范围内一种慢性、复杂性疾病，临床以持续无排卵、高雄激素血症、卵巢多囊性改变及胰岛素抵抗为特征，常表现为月经稀发、多毛、痤疮、肥胖、黑棘皮症等，其病因复杂，发病年龄多在 20~30 岁，其中肥胖妇女中多囊卵巢综合征的发生率为 35%~60%。

中医学无此病名，中医古籍文献尚未发现相应病名。基于其主要临床表现，可归属于"月经后期""闭经""不孕"等范畴。《黄帝内经》首见闭经描述，称其为"女子不月""月事不来"。《素问·上古天真论》言"肾气盛，天癸至，任通冲盛，月事以时下，故有子"，此为妇人受孕之机制，不孕最早记载亦见于《黄帝内经》。隋代巢元方《诸病源候论》中提出"月水不利无子""月水不通无子""结积无子"等病因病机。中医学认为，多囊卵巢综合征多由先天禀赋不足、后天饮食失调、情志失畅等诸多病因所致。多囊卵巢综合征先天不足的基本病因病机为肾虚，主要致病因素为痰湿，痰湿影响肾 – 天癸 – 冲任 – 胞宫轴功能乃多囊卵巢综合征发病的首因。临证主要从肾气不足及痰湿来论治。痰湿闭阻胞宫，导致经行不畅。《竹林女科证治》中指出"形肥饮食过多，而过期经行者，此湿痰壅滞，躯脂逼迫也"和"形肥经少，此痰凝经隧也"，《名室秘录》提到"痰气盛者，必肥妇也……难以受精"，《医宗金鉴·妇科心法要诀》云"不孕之故伤任冲，痰饮脂膜病子宫"，都提出痰湿闭阻胞宫，导致不能摄精成孕。罗颂平认为肾精不足、元阴亏虚，可使冲任失养，无以下注胞宫，引起月经后期、闭经等；阴损及阳同样可影响整个机体代谢能力，导致排卵障碍。《傅青主女科·调经》中认为"经水出诸肾"，明确肾阴为月经的重要物质基础。《医学正传》

提出"月经全借肾水施化，肾水既乏，经血日益干涸"。如果肾水不足，冲任脉失于濡养，可致月经后期或闭经。《校注妇人良方》云："有肾虚精弱，不能融育成胎者。"提出肾虚精弱可致不孕。此外，多囊卵巢综合征还存在远期并发症，如子宫内膜癌、糖尿病、心脑血管疾病等，严重影响患者的生活质量。

1. 病因病机

肾为先天之本，主宰着人类生殖、生长及发育，后世提出肾－天癸－冲任－胞宫轴。从生理看，肾中之精主导着女性的月经及孕育，月经的产生更是以肾为主导，《傅青主女科》曰："经水出诸肾。"从病理看，肾虚则天癸竭，冲任二脉不充盛，影响女性月经及孕育。多囊卵巢综合征患者常表现为月经稀发、不孕等。因此，肾虚乃多囊卵巢综合征发病之本。多囊卵巢综合征产生与后天饮食、运动、生活方式密切相关。脾为后天之本，脾主运化。多囊卵巢综合征发病多因脾运化失调，聚水湿成痰，阻滞冲任所致；或素体肥胖过食油腻、高脂、厚味之品，易伤脾胃，致脾运化失常，聚湿生痰，实邪阻滞冲任二脉，可致闭经、不孕，继发为多囊卵巢综合征。

2. 临床诊断

（1）稀发排卵或无排卵。

（2）高雄激素的临床表现和（或）高雄激素血症。

（3）超声表现为多囊卵巢（一侧或双侧卵巢有 12 个以上直径为 2~9mm 的卵泡，和（或）卵巢体积大于 10mL）。

上述 3 条中符合 2 条，并排除其他疾病如先天性肾上腺皮质增生、库欣综合征、分泌雄激素的肿瘤等。

3. 中医分型

（1）肾虚痰阻证　月经初潮延期，月经后期、量少、色淡，腰膝酸软，倦怠乏力，面部痤疮，四肢毛多，伴见带下量多，舌体胖大、色淡，苔腻，脉细滑。

（2）肾虚血瘀证　月经初潮延期，月经后期，甚则闭经，经量少、色暗、有血块，腰膝酸软，舌暗、有瘀点或瘀斑，苔薄，脉细涩。

（3）肝郁脾虚证　月经稀发、量少，甚则经闭，或月经紊乱，经前或经期腹痛即泻，泻后痛减，胸胁乳房胀痛，情绪诱发明显，纳呆食少，舌淡红，苔薄白，脉弦细。

（4）痰瘀互结证　月经后期，甚则经闭，经量少、色暗、有血块，带下量多，形体肥胖，痤疮，疲倦乏力，舌体胖大、色暗、有瘀点或瘀斑，苔腻，脉滑或涩。

（5）脾肾两虚型　月经周期延迟，经量少、色淡质稀，或闭经，形体肥胖或丰满，多毛，或婚久不孕，腰膝酸软，头晕耳鸣，面色不华，身倦乏力，畏寒便溏，舌淡，苔薄，脉沉细。

一、药物外治法

穴位注射

处方 229

丹参注射液。

【用法】选穴：中极、关元、子宫（双）、三阴交（双）、气海。从月经第 5 天开始，每隔 1 日选择 2~3 个治疗穴位。选择一次性注射器 2mL，抽取丹参注射液 2mL，常规皮肤消毒后，快速刺入穴位皮下，缓慢提插后产生酸麻重胀感，回抽无血，将药液快速推入，每个穴位各注射 0.5mL。出针后压迫止血，并按摩 3~5 分钟，每个月经周期 3~4 次。

【适应证】多囊卵巢综合征。

【注意事项】治疗期间需询问患者有无不适，进针后有无酸麻沉重感。

【出处】《航空航天医学杂志》2014，25（11）：1558.

二、非药物外治法

（一）穴位埋线

处方 230

肝俞、肾俞、阴陵泉、丰隆、关元、脾俞、天枢。

【操作】常规消毒后，将羊肠线穿入埋线针，将针刺入皮肤并缓慢推进，出现针感后，边退针管边推送针芯，将羊肠线埋植在肌肉层（深度 1~2cm），针孔处贴创可贴。背部穴位埋线时采用俯卧位，腹部穴位采用仰卧位。每月治疗 1 次。

【适应证】雌激素紊乱型多囊卵巢综合征。

【注意事项】嘱咐患者埋线当天不可洗澡、不要出汗，8 小时内针孔不与水接触。

【出处】《上海针灸杂志》2020，39（3）：339-343.

（二）电针疗法

处方 231

胰俞、三阴交。

【操作】取穴定位，采用 0.30mm×15mm 毫针，取胰俞、三阴交直刺入 3~5mm，接通电针治疗仪，同侧胰俞、三阴交连接同一输出的两个电极，对侧连接另一输出的两个电极，采取连续波，频率 2Hz，强度 1.5mA，通电 20 分钟，每周 5 次。

【适应证】胰岛素抵抗型多囊卵巢综合征。

【注意事项】治疗中询问患者有无不适感。

【出处】《新中医》2015，47（1）：220.

（三）温针灸

处方 232

关元、中极、气海、次髎、三阴交、子宫等穴。

【操作】进行常规消毒，选用 28 号毫针进针，刺入 1.5 寸毫针，患者自觉明显针感后，点燃 2cm 左右的艾炷，并将其置于针柄尾端，等待艾灸热量经针刺穴位逐渐进入患者的肌肉组织；待艾炷燃尽，变为灰烬，温针灸治疗结束。每穴 2 炷，每次治疗 30 分钟。

【适应证】多囊卵巢综合征。

【注意事项】心脑血管疾病及恶性肿瘤患者禁用。严密观察患者局部皮肤有无不适感。

【出处】《按摩与康复医学》2020，11（5）：45-46.

（四）耳穴贴压

处方 233

子宫、卵巢、下丘脑、脑垂体、肾、内分泌等耳穴。

【操作】用 75% 乙醇棉球消毒耳郭后，将王不留行籽置于 0.5cm×0.5cm 胶布上，对准穴位贴压，使患者有发热感，感到酸痛、麻胀等。每天按压所贴耳穴 3~5 次，每次每穴按压 50 下。所有穴位贴 3 天 1 换，连续治疗 1 个月为 1 个疗程。

【适应证】雄激素增加合并胰岛素抵抗型多囊卵巢综合征。

【注意事项】贴敷完毕后注意保持固定贴敷部位。

【出处】《湖南中医药大学学报》2015，35（2）：53.

（五）调理脾胃针法

处方 234

中脘、足三里（双）、丰隆（双）、合谷（双）、太冲（双）、曲池（双）、阴陵泉（双）、血海（双）、三阴交（双）、地机（双）、子宫（双）、归来（双）、关元穴。

【操作】嘱患者针刺前排尿，排尿后取仰卧位，身体放松。对选择的腧穴部位的皮肤进行 75% 乙醇消毒，采用 0.3mm×（50~60）mm 毫针，针刺深度以得气为度。其中，平补平泻法：中脘、太冲、血海；行疾提插补法：足三里、三阴交、阴陵泉；行疾提插泻法：曲池、隆谷、合谷、地机；呼吸补法：子宫穴、关元、归来。每日治疗 1 次，每次需留针 30 分钟，10 分钟需要行针 1 次，共行针 3 次用以加强针感。治疗 28 天计 1 个疗程，1 个疗程结束后休息 2 天继续进行下 1 个疗程。

【适应证】痰瘀互结型多囊卵巢综合征。

【注意事项】勿饱食、饥饿状态下行针。

【出处】《蒙古中医药》2020，2（2）：125-126.

（六）刮痧

处方 235

肺俞、脾俞、肾俞、中脘、水分、关元、曲池、外关、足三里、丰隆、血海、阴陵泉、承山、三阴交、天枢。

【操作】按从上到下、从内到外、先阳后阴的原则进行。用角刮法以 45°~60° 角刮具体穴位，每个穴位刮 30~40 次，每日 1 次。30 次为 1 个疗程。

【适应证】肥胖型多囊卵巢综合征。

【注意事项】刮痧后避风寒，勿洗澡。

【出处】《中国中医药科技》2014，21（6）：700.

（七）红外线疗法

处方 236

中极、关元、子宫（双侧）、三阴交（双侧）。

【操作】患者采取仰卧的姿势，放松心情。取穴后，采用 TDP 特定电磁波治疗器对电刺激部位进行红外线照射 20 分钟，距离为 30~35cm，2 次 / 天。

【适应证】多囊卵巢综合征。

【注意事项】治疗期间需防止照射过程中温度太高烫伤患者。

【出处】《贵州医学》2020，44（2）：278.

（八）肌肉电刺激疗法

处方 237

中极、关元、子宫（双侧）、三阴交（双侧）。

【操作】患者采取仰卧的姿势，放松心情。在患者的中极、关元、双侧子宫、双侧三阴交等处粘贴电极片进行电刺激 25 分钟，每隔 1 天进行 1 次。

【适应证】多囊卵巢综合征。

【注意事项】治疗期间需询问患者有无不适，对电极刺激以舒适为宜。

【出处】《贵州医学》2020，44（2）：278.

（九）艾灸

处方 238

第一组主穴：中脘、关元、子宫、肾俞、脾俞、膈俞、关元俞、次髎；配穴：三阴交、足三里、血海。

第二组主穴：肾俞、脾俞、膈俞、三焦俞、次髎、丰隆；配穴：血海、足三里、三阴交、合谷、内庭。

【操作】取穴后，用隔药饼灸。药饼配方为鹿角霜、附子、肉桂等药，按一定比例加黄酒、蜂蜜适量调制并用模具加工成厚 0.7cm、直径 3cm 的圆饼，并用分段清艾条，每段用 95% 乙醇浸湿，每穴每次灸 3 壮，隔日 1 次。治疗 1 个月为 1 个疗程。

【适应证】脾肾两虚型及痰瘀互结型多囊卵巢综合征。

【注意事项】治疗期间需询问患者有无不适，防止烫伤。

【出处】《浙江中医杂志》2015，50（1）：51.

综合评按：多囊卵巢综合征（PCOS）是一种妇科常见的慢性疾病，临床上 PCOS 患者往往存在着肥胖、胰岛素抵抗、糖脂代谢异常等异常表现，并有远期发展成为子宫内膜癌、糖尿病、心脑血管疾病等的可能。目前，西医治疗 PCOS 是以长期服用避孕药为主的对症治疗，药物不良反应大。大部分中医也以中、西药叠加为治疗方案，停药后大部分患者临床症状恢复至用药前状态，甚者可能病情加重。因此，寻求中医药的有效治疗方法具有重要的现实意义。而我们在中医理论指导下，通过病因病机分析、辨证论治，在原有的治疗基础上选用中医外治法，发现采用中医外治法也能够恢复部分患者的自主排卵月经周期以及改善高雄体征，且无明显不良反应，操作简单便捷，患者更容易接受。通过中医外治治疗 PCOS 有望让广大患者受益。

第十七节 崩漏

崩漏是指妇女非周期性子宫出血，其发病急骤、暴下如注、大量出血者为"崩";病势缓、出血量少、淋漓不绝者为"漏"。崩与漏虽出血情况不同,但在发病过程中两者常互相转化,如崩血量渐少,可能转化为漏,漏势发展又可能变为崩,故临床多以"崩漏"并称。青春期和更年期妇女多见。西医学的功能性子宫出血及女性生殖器炎症、肿瘤等所出现的阴道出血,皆属崩漏范畴。崩漏是妇女月经病中较为严重复杂的一个症状。多因血热、气虚、肝肾阴虚、血瘀、气郁等损及冲任,冲任气虚不摄所致。治崩要以止血为先,以防晕绝虚脱,待血少或血止后,可审因论治,亦即急则治其标、缓则治其本的原则。

历代医著对崩漏论述不断深化。春秋战国时期成书的《内经》中《素问·阴阳别论》首先指出"阴虚阳搏谓之崩",是泛指一切下血势急的妇科血崩证。汉代《金匮要略·妇人妊娠病脉证并治》首先提出"漏下"之名,和宿有癥病,又兼受孕,癥痼害胎下血流不止,以及瘀阻冲任、子宫之病机、治法及方药。在同篇的胶艾汤证中,对漏下、半产后续下血不止、妊娠下血三种不同情况所致的阴道出血症作了初步鉴别,并以胶艾汤异病同治之。又在《金匮要略·妇人杂病脉证并治》中指出"妇人年五十,病下利数十日不止……温经汤主之","兼取崩中去血",亦是冲任虚寒兼瘀热互结导致更年期崩漏的证治。此外,本篇还记载"妇人陷经,漏下黑不解,胶姜汤主之"和以脉诊断半产漏下。《内经》论崩和《金匮要略》论漏下,为后世研究崩漏奠定了基础。金元时代李东垣在《兰室秘藏》论崩主脾肾之虚,又认为"肾水阴虚,不能镇受胞络相火,故血走而崩也"。明代医家对崩漏的认识较为深刻,如方约之在《丹溪心法附余》中提出治崩三法:"初用止血以塞其流,中用清热凉血以澄其源,末用补血以还其旧"。后世医家继承并发展了三法的内涵。清代《傅青主女科》又指出"止崩之药不可独用,必须于补阴之中行止崩之法",创制了治疗气虚血崩的"固本止崩汤"和治血瘀致崩的"逐瘀止血汤",均为后世常用。

1. 病因病机

崩漏的发病是肾—天癸—冲任—胞宫生殖轴的严重失调。其主要病机是冲任不固,不能制约经血,使子宫藏泄失常。导致崩漏的常见病因有脾虚、肾虚、血热和血瘀。

（1）脾虚 素体脾虚,或劳倦思虑、饮食不节损伤脾气,脾虚血失统摄，甚则虚而下陷，冲任不固，不能制约经血，发为崩漏。

（2）肾虚 先天肾气不足，或少女肾气未盛、天癸未充，或房劳多产损伤肾气，或久病大病穷必及肾，或七七之年肾气渐衰、天癸渐竭等，均致肾气虚而封藏失司，冲任不固，不能制约经血，子宫藏泄失常发为崩漏。亦有素体阳虚、命门火衰，或久崩久漏，阴损及阳，阳不摄阴，封藏失职，冲任不固，不能制约经血而成崩漏。或素体肾阴亏虚，或多产房劳耗伤真阴，阴虚失守，虚火动血，迫血妄行，子宫藏泄无度，遂致崩漏，如《素问·阴阳别论》曰"阴虚阳搏谓之崩"。

（3）血热 素体阳盛血热或阴虚内热，或七情内伤、肝郁化热，或内蕴湿热之邪，热伤冲任，迫血妄行，发为崩漏。

（4）血瘀 七情内伤，气滞血瘀；或热灼、寒凝、虚滞致瘀；或经期、产后余血未净而合阴阳，内生瘀血；或崩漏日久，离经之血为瘀，瘀阻冲任、子宫，血不归经而妄行，遂成崩漏。

2. 临床诊断

崩漏病特指月经周期紊乱、阴道出血如崩似漏的疾病，包括崩中和漏下。多见于青春期、更年期妇女，检查未发现肿瘤等病变。崩漏以无周期性的阴道出血为辨证要点，临证时结合出血的量、色、质变化和全身证候辨明寒、热、虚、实。常规妇科、产科检查，应作为必备诊断依据。血常规、血液生化检查，必要时可做脊髓液、细胞培养等检查。腹部 X 线摄片、B 超、CT 扫描等，能帮助确定病位和明确诊断。

3. 临床鉴别

（1）月经先期、月经过多、经期延长 月经先期是周期缩短，月经过多是经量过多，经期延长是行经时间长。这种周期、经期、经量的各自改变与崩漏的周期、经期、经量的同时严重失调易混淆，但上述之病各自有一定的周期、经期和经量可作鉴别。

（2）月经先后不定期 主要是周期或先后，即提前或退后 7 天以上 2 周以内，经期、经量基本正常。

（3）经间期出血 崩漏与经间期出血都是非时而下，但经间期出血发生在两次月经的中间，颇有规律，且出血时间为 2~3 天，7 天左右自然停止。而崩漏是周期、经期、经量的严重失调，出血不止。

（4）生殖器肿瘤、生殖系炎症（宫颈息肉、宫内膜息肉、子宫内膜炎、盆腔炎等） 临床可表现为如崩似漏的阴道出血，必须通过妇科检查或 B 超、MRI 检查、诊断性刮宫，可以明确诊断以鉴别。

（5）外阴阴道伤出血 如跌倒仆伤、暴力性交等，可通过询问病史和妇科检查鉴别。

（6）内科血液病 内科出血性疾病如再生障碍性贫血、血小板减少，在来经时可由原发内科血液病导致阴道出血过多，甚则暴下如注，或淋漓不尽。通过血液分析、凝血因子检查或骨髓细胞分析不难鉴别。

4. 中医分型

（1）肾阴虚型 经血非时而下，出血量少或多，淋漓不断，血色鲜红，质稠；头晕耳鸣，腰酸膝软，手足心热，颧赤唇红，舌红，苔少，脉细数。证候分析：肾阴不足，虚火内炽，热伏冲任，迫血妄行，故经血非时而下、出血量少或多、淋漓不断；阴虚内热，故血色鲜红、质稠；肾阴不足，精血衰少，不能上荣空窍，故头晕耳鸣；精亏血少，不能濡养外府，故腰膝酸软；阴虚内热，则手足心热；虚热上浮，则颧赤唇红；舌红、苔少、脉细数，也为肾阴虚之征。

（2）肾阳虚型 经血非时而下，出血量多，淋漓不尽，色淡质稀；腰痛如折，畏寒肢冷，小便清长，大便溏薄，面色晦暗，舌淡暗，苔薄白，脉沉弱。证候分析：肾阳虚衰，冲任不固，血失封藏，故经乱无期、经血量多、淋漓不断；肾阳不足，经血失于温煦，故色淡质稀；肾阳虚衰，外府失荣，故腰痛如折、畏寒肢冷；膀胱失于温化，故小便清长；肾阳虚不能上温脾土，则大便溏薄；面色晦暗、舌淡暗、苔薄白、脉沉弱，也为肾阳不足之征。

（3）脾虚型 经血非时而下，量多如崩，或淋漓不断，色淡质稀；神疲体倦，气短懒言，不思饮食，四肢不温，或面浮肢肿，面色淡黄，舌淡胖，苔薄白，脉缓弱。证候分析：脾气虚陷，冲任不固，血失统摄，故经血非时而下、量多如崩或淋漓不断；脾虚气血化源不足，故经色淡而质稀；脾虚中气不足，故神疲体倦、气短懒言；脾主四肢，脾虚则四肢失于温养，故四肢不温；脾虚中阳不振，运化失职，则不思饮食；脾失运化，水湿内停，水湿泛溢肌肤，故面浮肢肿；面色淡黄、舌淡胖、苔薄白、脉缓弱，也为脾虚之象。

（4）血热（湿热）型　经来无期，经血突然暴注如下，或淋漓日久难止，血色深红，质稠；口渴烦热，便秘，舌红，苔黄，脉滑数。证候分析：实热内蕴，损伤冲任，血海沸溢，迫血妄行，故经来无期、突然暴注如下，或淋漓日久难净；血为热灼，故血色深红、质稠；口渴烦热、舌红苔黄、脉滑数均为实热内蕴之象。

（5）虚热型　经来无期，量少淋漓不尽或量多势急，血色鲜红；面色潮红，烦热少寐，咽干口燥，便结，舌红，少苔，脉细数。证候分析：阴虚内热，热扰冲任血海，故经来无期，量少淋漓不止或量多势急；热灼伤阴血，故其色鲜红；面颊潮红、烦热少寐、口干便结、舌红少苔、脉细数，均为阴虚内热之征。

（6）血瘀型　经血非时而下，量多或少，淋漓不净，或停闭数月又突然崩中，继而漏下，经色暗有血块；舌质暗紫或尖边有瘀点，脉弦细或涩。证候分析：瘀滞冲任，血不循经，故经血非时而下，量多或少，淋漓不断；冲任阻滞，经血运行不畅，故血色紫暗有块；舌紫暗或有瘀点、脉涩或弦涩有力，也为血瘀之征。

一、药物外治法

穴位注射

处方 239

酚磺乙胺注射液、参麦注射液。

【用法】①取穴：子宫穴（耳穴）、内分泌（耳穴）、关元、肾俞（双侧）、三阴交（双侧）。②方法：用 10mL 注射器，5 号半注射针头，抽取酚磺乙胺注射液 4mL，参麦注射液 4mL，共得复合注射液 8mL。在常规穴位局部消毒后，子宫（双侧）各注射 0.1mL，内分泌（双侧）各注射 0.1mL，三阴交穴（双侧）各注射 0.3mL，关元穴注射 1mL，肾俞（双侧）各注射 3mL。隔日 1 次，7 次为 1 个疗程。

【适应证】脾气虚弱型崩漏。

【注意事项】治疗时注意观察患者变化。

【出处】《辽宁中医杂志》2006, 33（11）: 1452.

二、非药物外治法

（一）体针疗法

处方 240

"断红"穴（位于手背第二、三掌骨关节间前 1 寸）。

【操作】患者取仰卧位，手掌呈屈曲半握拳状态，掌心朝下；常规消毒后，用 0.3mm×50mm 针灸针沿掌骨水平方向刺入 40~45mm，行平补平泻法，使针感上传至肩，出现强烈针感后停止行针，留针 30 分钟。

【适应证】脾肾亏虚型崩漏。

【注意事项】晕针患者慎用。

【出处】《中医针灸》2020, 40（2）: 152–153.

处方 241

关元、隐白、足三里、三阴交。

【操作】用毫针针刺上述穴位，用平补平泻手法，留针 30 分钟；隐白穴用温针灸，灸 2 壮。每日 1 次，10 次为 1 个疗程，疗程间休息 3 天。

【适应证】脾肾阳虚、冲任失固之崩漏。

【注意事项】晕针患者慎用。

【出处】《江苏中医药》2012, 44（4）: 60.

（二）火龙灸

处方 242

腰俞、腰阳关、命门、脊中、中枢、至阳。

【操作】①患者取俯卧位，充分暴露腰背部，嘱咐患者全身放松，适当清洁皮肤，将无纺纱布平铺于腰背部，再将宣纸平铺其上，宽度与腰背部一致。②铺姜粒：取老姜 1.5kg 洗净后温水浸泡 10 分钟，打成粗细均匀、黄豆大小的姜粒，均匀铺于患者腰背部位，由大椎穴至八髎穴，保持姜末厚度为 2~3cm。③铺艾绒：于姜粒上铺艾绒，厚度为 1cm。④将酒精均匀喷洒于艾绒上，引燃艾绒。以患者腰背部有温热感并能承受为度，待艾绒完全燃尽后移除。⑤治疗结束后取下纱布，患者背部有细密水珠渗出，皮肤微微发红。隔日治疗 1 次。

【适应证】肾阳虚型崩漏。

【注意事项】皮肤过敏者慎用。防止烫伤，一旦发生烫伤应立即按照烧烫伤处理原则进行处理。

【出处】《中国民间疗法》2019，27（18）：95.

（三）雷火灸

处方 243

关元、气海、足三里、三阴交。

【操作】患者取仰卧位，充分暴露下腹部，点燃雷火灸，手持雷火灸对准关元、气海、三阴交、足三里等穴，距离皮肤 3~5cm，每穴施灸约 5 分钟，以皮肤潮红、温度增加，患者能承受，且热度逐渐向深部组织渗透为度。操作者密切关注患者情况，当患者不能耐受时，将雷火灸稍微提高，以防烫伤起疱。

【适应证】脾肾两虚型崩漏。

【注意事项】皮肤过敏者慎用；防止烫伤；操作环境宜保持温暖、避风，灸后嘱患者注意保暖。

【出处】《按摩与康复医学》2019，10（5）：51.

（四）艾灸

处方 244

中脘、神阙、气海、关元、阴都、肓俞、大赫、梁门、太乙、天枢、水道。

【操作】准备材料：灸粉取附子、党参、山药等中药烘焙研磨粉 2g 研匀备用；生姜 2kg，打碎成干湿适中的泥状（挤出约 300mL 姜汁）；桑皮纸一张，压舌板 1 个，艾绒适量。

施灸：①选取体位：令患者取仰卧位，并充分裸露腹部。②取穴：医者用拇指的指甲在施灸部位按压"十"字痕迹。③消毒：用 75% 乙醇棉球自上而下消毒 3 遍后，再用姜汁棉球沿脊柱自上而下涂擦 3 遍。④撒灸粉：沿"十"字痕迹将灸粉于任脉、足少阴肾经、足阳明胃经上均匀撒成 5mm 的细条状，并覆盖桑皮纸。⑤铺姜泥：将姜泥均匀铺于桑皮纸上，用压舌板压成下宽上窄的长条梯状，用指腹在上底中央压出宽 5mm、深 1cm 的凹槽。⑥放置艾炷：将搓成梭形的艾绒，以首尾紧密相连的形式置于凹槽内，状如长蛇。⑦点燃艾炷：将艾炷的上、中、下三点同时点燃，全部燃尽为 1 壮，待艾炷完全燃烧，再加第 2 壮，以此类推，共灸 3 壮。⑧清理：移去姜泥和桑皮纸，用湿热毛巾轻轻擦拭干净灸后的药泥。每次治疗需 1.5 小时，每月治疗 2 次，6 次为 1 个疗程。

【适应证】肾阳虚型崩漏。

【注意事项】嘱患者在治疗期间避风寒，畅情志，忌辛辣生冷。

【出处】《中医外治杂志》2018，27（2）：28-29.

（五）隔药灸脐法

处方 245

肚脐。

【操作】将药物（熟地黄 15g，女贞子 15g，肉桂 9g，鹿角胶 9g，香附 9g，炒白术 15g，生黄芪 15g，茜草 12g，艾叶炭 15g，煅龙骨 15g，煅牡蛎 15g，冰片 6g）混合超微粉碎后，用清水将小麦粉调匀，制成直径为 6cm、厚度为 2cm 的圆形面饼，在中间挖一直径 1.5cm 的小孔，后将面饼上缘捏成高度约 1cm 的面圈。

嘱患者取仰卧，脐部暴露，将制作好的面圈置于肚脐正中，使中间的圆孔正对肚脐，然后将药粉倒入该孔，使药粉填满脐孔及此孔。将制备好的高约 1.5cm、直径 1cm 的圆锥形艾炷置于药粉上，线香点燃，待艾炷燃尽予以更换，连续施灸 2 小时，以脐部皮肤红润为度，施灸结束后将面圈取下，用防水贴封闭药粉。留药 24 小时后自行取下，后用温水清洗脐部，期间若有脐部瘙痒等不适，可提前取下。每周治疗 1 次，4 次为 1 个疗程。

【适应证】脾肾亏虚型崩漏。

【注意事项】皮肤过敏者慎用，防止烫伤。

【出处】《中医针灸》2020，40（2）：152-153.

（六）耳穴压豆

处方 246

内分泌、内生殖器、卵巢、肾。

【操作】消毒穴位皮肤，用胶布贴压王不留行籽置于耳部相应穴位处，嘱患者每日自行按压 3 次，按压时使穴位有酸麻胀痛感，每次约 15 分钟。10 天为 1 个疗程，经期休息。

【适应证】肾虚型崩漏。

【注意事项】经期休息，急性期配合中药止血。

【出处】《光明中医》2013，28（11）：2342-2343.

综合按评：崩漏是妇科常见病，指经血非时而下，中医学认为其发病机制是劳伤气血，脏腑损伤，血海蓄溢失常，冲任二脉不能固摄经血，以致经血非时而下。本病相当于西医学的功能性子宫出血。隋代巢元方《诸病源候论·妇人杂病诸候》载"崩中之病，是伤损冲任之脉……劳伤过度，冲任气虚，不能统制经血，故忽然崩下"，首次提出因冲任虚损不能固摄导致本病。治疗多以调理冲任、健脾固摄为主。针灸常取关元穴调理冲任、益气固摄而止血；三阴交配足三里健脾益气以统血；隐白为脾经井穴，为治疗崩漏常用效穴，温针灸隐白穴可借助艾灸的温热作用促进脾经经气运行，增强健脾统血的功效，从而达到固摄止血的目的。火龙灸疗法属于中医艾灸的范畴，属温热疗法，主要是借灸火的热力及药物的作用，对腧穴或病变部位进行烧灼、温熨，达到防治疾病目的的一种外治方法。耳穴压豆是通过按摩刺激耳部穴位达到治疗目的。耳与经络脏腑之间有密切关系，《灵枢·口问》云"耳者宗脉之所聚也"；《灵枢·脉度》云"肾气通于耳，肾和则耳能闻音矣"；《证治准绳》云"肾为耳窍之主"。雷火灸是以经络学说为依据，在古代雷火神灸的基础上，创新发展的一种新特色疗法。综上所述，在崩漏治疗上，根据其治疗侧重点的不同，灵活、综合地运用多种中医外治法，与药物治疗一起，对患者进行综合治疗，有利于取得更好的康复效果。

第十八节　绝经前后诸证

绝经前后诸证是指妇女在绝经期前后，出现烘热汗出，烦躁易怒，潮热面红，失眠健忘，精神倦怠，头晕目眩，耳鸣心悸，腰背酸痛，手足心热，或伴月经紊乱等与绝经有关的症状。西医学围绝经期综合征、双侧卵巢切除或放射治疗后卵巢功能衰竭出现围绝经期综合征表现者，可参照本病辨证治疗。

1. 病因病机

本病的发生与绝经前后生理特点有密切关系，七七之年，肾气渐衰，天癸渐竭，冲任二脉逐渐亏虚，月经将断而至绝经。在此生理转折时期，受身体内外环境的影响，如素体阴阳有所偏衰、素性抑郁、宿有痼疾，或家庭、社会等环境变化，易导致肾阴阳平衡失调而发病。"肾为先天之本"，又"五脏相移，穷必及肾"，故肾之阴阳失调，每易波及其他脏腑，而其他脏腑病变，久则必然累及于肾。故本病之本在肾，常累及心、肝、脾等脏，致使本病证候复杂。

2. 临床诊断

（1）病史　发病年龄多在45~55岁，若在40岁以前发病者，应考虑为"卵巢早衰"。发病前有无工作、生活的特殊改变。有无精神创伤史及双侧卵巢切除术或放射治疗史。

（2）症状　月经紊乱或停闭，随之出现烘热汗出、潮热面红、烦躁易怒、头晕耳鸣、心悸失眠、腰背酸楚、面浮肢肿、皮肤蚁行样感、情志不宁等症状。

（3）检查　①妇科检查：子宫大小正常或偏小，可见阴道分泌物减少。②辅助检查：血清 FSH 和 E_2 值测定以了解卵巢功能，或行血清 AMH 检查了解卵巢功能。

3. 中医分型

（1）肾阴虚型 绝经前后，头晕耳鸣，腰酸腿软，烘热汗出，五心烦热，失眠多梦，口燥咽干，或皮肤瘙痒，月经周期紊乱、量少或多、经色鲜红，舌红，苔少，脉细数。

（2）肾阳虚型 绝经前后，头晕耳鸣，腰痛如折，腹冷阴坠，形寒肢冷，小便频数或失禁，带下量多，月经不调、量多或少、色淡质稀，精神萎靡，面色晦暗，舌淡，苔白滑，脉沉细迟。

（3）肾阴阳两虚型 绝经前后，午寒午热，烘热汗出，月经紊乱、量少或多，头晕耳鸣，健忘，腰背冷痛，舌淡，苔薄，脉沉弱。

（4）心肾不交型 绝经前后，心烦失眠，心悸易惊，甚至情志失常，月经周期紊乱、量少或多、经色鲜红，头晕健忘，腰酸乏力，舌红，苔少，脉细数。

一、药物外治法

（一）足浴疗法

🥄 处方 247

当归 10g，丹参 10g，熟地黄 10g，黄连 10g，麦冬 20g，酸枣仁 30g，柏子仁 10g，夜交藤 15g。

【用法】药物清水浸泡 30 分钟后武火煎煮，煮沸后改用文火煎煮 30 分钟，煎药汁 500mL 左右，睡前 30 分钟将药液倒入足浴盆中，同时加温水至液面高于双足踝部，控制水温在 40℃左右，每次足浴 30 分钟，每天 1 次。1 个月为 1 个疗程。

【适应证】心肾不交型围绝经期失眠。

【出处】《湖南中医杂志》2018，34（11）：63-64.

🥄 处方 248

菟丝子、杜仲、生地黄各 20g，柴胡、香附各 15g，酸枣仁、夜交藤、远志各 12g，甘草 5g。

【用法】水煎取汁 500mL，睡前 1 小时倒入电子足浴盆中，同时加温水 4L 左右，调节水温至 40℃左右，每次浸泡 30 分钟，每天 1 剂，1 次/天。

同时佩戴立体声耳机，选择《二泉映月》等缓慢清幽、音色和谐的曲子，音量控制在 40 分贝左右。

【适应证】肾虚肝郁型围绝经期综合征失眠。

【注意事项】足浴时液面要高于脚踝。

【出处】《浙江中医杂志》2016，51（2）：119.

处方 249

补肾方（党参 15g，枸杞子 15g，女贞子 10g，菟丝子 20g，白术 15g，补骨脂 15g）；止汗散（五倍子）。

【用法】首先分别将补肾方、五倍子等中药置 600℃温度干燥，各研细粉备用。治疗前取补肾方药粉装入布制药袋，放入电动足浴盆中，将水温调到 45℃左右，双脚泡进，水以不溢出足浴盆为度，1 次 / 天，每次 30 分钟。睡前取五倍子细末 3~9g，用冷开水调成糊状，捏成泥丸，敷于脐窝，纱布覆盖，胶布固定，第 2 天起床时除掉，1 次 / 天。上两种方法 1 个月为 1 个疗程。

【适应证】肾阴虚型围绝经期出汗症。

【出处】《湖北中医杂志》2014，36（8）：39-40.

（二）穴位贴敷

处方 250

淫羊藿 9g，巴戟天 9g，当归 9g，黄柏 6g，知母 6g。

【用法】将上述药物研细成粉末，将药粉用鲜姜汁、香油、麝香调成药膏，做成直径约 2cm 的圆锥状药饼。选取关元、子宫、肝俞（双侧）、肾俞（双侧）、三阴交（双侧），贴敷时间为 30 分钟，1 次 / 天，10 天为 1 个疗程。

【适应证】肾虚型围绝经期综合征。

【出处】《辽宁中医杂志》2018，45（2）：375-378.

处方 251

黄连、酸枣仁、肉桂。

【用法】选黄连、酸枣仁、肉桂按 10：10：1 比例用粉碎机把药物制成粉末，用醋和凡士林调和成稠糊状，放入容器中备用。入睡前，用加入适量醋的热水泡脚 30 分钟，擦干足部并晾干，按摩双足涌泉穴，把药物制成直径 2cm 药膏，贴在涌泉穴和神阙穴后再按摩 10 分钟，若无烧灼不适感于次日睡醒后取下。隔日 1 次，每 3 次。

【适应证】心肾不交型围绝经期综合征失眠。

【注意事项】观察局部有无烧灼感。

【出处】《黑龙江中医药》2016，（2）：61-62.

处方 252

女贞子、旱莲草、淫羊藿、当归。

【用法】将女贞子、旱莲草、淫羊藿、当归等量放入无菌药碗，加入少量蜂蜜调制。涂抹于无纺布膏药贴布上，面积 3cm×3cm，制成厚度约 2mm、直径为 2mm 圆锥状药饼，贴敷于神阙、三阴交、太溪。隔日 1 次，4~6 小时/次，自行取下，取下前自行按压 3 分钟。30 天为 1 个疗程。

【适应证】肾虚肝郁型绝经前后诸证。

【出处】《双足与保健》2019，（14）：185-186.

（三）穴位注射

处方 253

苯甲酸雌二醇 2mL，维生素 B_6 50mg，复方丹参注射液 2mL。

【用法】以上三种药物可任选一种或交替进行。常规消毒，7 号针头以执笔式持针，垂直刺入穴位，待针感强烈（酸、麻、胀感）抽吸针筒，无回血时，即将药物快速注入，每次每穴 0.3mL，连用 4~5 穴。取穴足三里、中极、合谷、三阴交等。

【适应证】绝经前后诸证。

【注意事项】注射后当日勿剧烈活动，观察局部是否有皮下出血、肿块等情况。

【出处】《江西中医药》1999，30（5）：33.

（四）热熨法

处方 254

小茴香 100g，蚕沙 30g，吴茱萸 30g，荜澄茄 30g，公丁香 30g，白酒

100g，食盐 100g，生姜粒 100g。

【用法】炒热后外熨两侧胁肋部及腰部，每日 1 次，每次 20 分钟。

【适应证】肾阴阳两虚型围绝经期综合征。

【出处】《中医外治杂志》2019，28（1）：71.

二、非药物外治法

（一）耳压法

处方 255

主穴：肾、内生殖器、内分泌、皮质下、肝、卵巢、子宫。

配穴：心、脾。

【操作】选用中药王不留行籽颗粒大小适中且饱满者，和正方形医用胶布。用 75% 乙醇棉球消毒耳郭后，将王不留行籽置于胶布上，用镊子送至耳穴，对准耳穴贴紧，并稍加压力，使患者感到酸痛、麻胀，有发热感。贴压耳穴后，嘱患者每日自行按压所贴耳穴 3~5 次，每次每穴按压时间应不少于 20 秒，以使耳郭发红发热为度。左右耳交替贴压，3 日 1 换，每周 2 次，中间休息 1 天，连压 4 周为 1 个疗程。

【适应证】围绝经期综合征。

【注意事项】嘱患者观察局部症状，防止过敏。

【出处】《光明中医》2015，30（7）：1469–1470.

处方 256

神门、心、肾、皮质下、枕、神经衰弱区等。

【操作】消毒耳郭，镊子夹王不留行籽贴敷在选择的耳穴上。每日自行按压 3~5 次，每次每穴 30~60 秒，3 天更换 1 次，双耳交替。7 天为 1 个疗程。

【适应证】围绝经期失眠。

【注意事项】贴穴过程中观察耳朵皮肤有无瘙痒，以及睡眠情况；每日督促患者按揉；做好情志疏导，使患者放松。

【出处】《实用中医药杂志》2016，32（1）：15.

🥣 处方 257

子宫、交感、内分泌、皮质下、肝等。

【操作】用 75% 乙醇严格消毒，消毒范围视耳郭大小而定。消毒待干后，一手固定耳郭，另一手用镊子夹取粘有王不留行籽的胶布，在选好耳穴的位置上压籽并按压。观察患者局部皮肤，询问有无不适感。留埋期间，嘱患者用手定时按压，进行压迫刺激，以加强疗效。

【适应证】围绝经期失眠。

【注意事项】①防止胶布受潮和感染，以免引起皮肤炎症；②每贴压1 次，可在耳穴上放置 3~5 天，一般夏季 2~3 天，冬季 3~5 天；贴压期间，嘱患者每日按压 3~5 次，每次 1~2 分钟，进行压迫刺激，以加强疗效；③贴压者自行按压时，用力不可过猛，切不可揉搓，以免按破或挫伤皮肤造成耳郭感染；④对过度饥饿、疲劳、精神高度紧张的患者按压宜轻，急性疼痛性病证的患者宜重手法、强刺激。

【出处】《青海医药杂志》2017，47（3）：49–50.

🥣 处方 258

主穴：肝、肾、内分泌、内生殖器、皮质下。

配穴：失眠、心悸、情绪易激动，选取配穴心、神门、交感；伴有高血压，加耳尖穴位、降压沟；伴有耳鸣，加内耳穴位；伴有潮热，加肺、交感。

【操作】将耳郭进行消毒，一般采用 75% 乙醇棉球进行，用镊子将胶布上的王不留行籽紧贴穴位，并使用恰当的力量挤压穴位，以患者有麻胀、酸痛以及发热的感觉为适宜，同时可以去穴尖进行点刺放血。患者需自行按压 3~4 次 / 天，每个穴位按压时都要停留 20 秒以上，至耳郭发热发红为止，每次大约 5 分钟，4 周为 1 个疗程。

【适应证】围绝经期综合征。

【注意事项】①防止胶布受潮和感染，以免引起皮肤炎症；②每贴压1 次，可在耳穴上放置 3~5 天，一般夏季 2~3 天，冬季 3~5 天；贴压期间，嘱患者每日按压 3~5 次，每次 1~2 分钟，进行压迫刺激，以加强疗效；③贴压者自行按压时，用力不可过猛，切不可揉搓，以免按破或挫伤皮肤造成耳郭感染。

【出处】《中国中医药现代远程杂志》2014，12（5）：115-116.

处方 259

肾、肝、内分泌、内生殖器、皮质下、交感、神门、心、脾等。

【操作】用 75% 乙醇严格消毒，消毒范围视耳郭大小而定。消毒待干后，一手固定耳郭，另一手用镊子夹取粘有王不留行籽的胶布，在选好耳穴的位置上压籽并按压。耳穴交替贴压，每周 2 次，4 周为 1 个疗程。

【适应证】肝肾不足型围绝经期综合征。

【注意事项】患者每日按压耳穴 3~5 次，每次不少于 20 秒。

【出处】《新疆中医药》2017，35（6）：28.

处方 260

主穴：内分泌、肾、皮质下、内生殖器。

配穴：心、神门、交感。

【操作】患者端坐，选准穴位，耳郭常规消毒，用镊子夹取 0.5cm×0.5cm 的粘有王不留行籽的医用胶布对准耳穴并固定于耳穴上，按耳穴走行方向给予一定压力。3 天贴换 1 次，2 次/周，中间休息 1 天，双耳交替运行。叮嘱患者每日自行按压 3~5 次，每次每穴按压时间不少于 20 秒，以耳轮热胀、有微痛感为度。每 4 周为 1 个疗程。同时配合黄连阿胶汤口服治疗。

【适应证】心肾不交型围绝经期综合征。

【注意事项】生活有规律，劳逸结合，多吃富有蛋白质、钙和多种维生素的食物，少吃辛辣及高脂、高糖食物。

【出处】《中国临床保健杂志》2015，18（1）：79-80.

处方 261

一耳取内分泌、神门，另一耳取肝、肾。

【操作】患者取坐位，洗净双耳，常规消毒耳郭后，将约 0.5cm×0.5cm 大小的胶布粘贴消毒后的王不留行籽固定在耳穴处，每穴按压 1 分钟，1~2 分钟/次，4~5 次/天，两耳交替，按压由轻至重，患者产生酸、麻、胀痛感即可。1 天贴换 1 次，7 次为 1 个疗程，1 个疗程结束后间隔 1 周继续第 2

个疗程。

【适应证】围绝经期综合征。

【出处】《长春中医药大学学报》2017，33（3）：461-462.

处方 262

主穴：肾、内生殖器、内分泌、卵巢、神门。

配穴：交感、肝、丘脑。

【操作】选用王不留行籽颗粒大小适中且饱满者，和正方形（0.6cm×0.6cm）医用胶布，用75%乙醇棉球消毒耳郭后，将王不留行籽置于胶布上，对准穴位贴紧，并稍加压力，使患者感到酸痛、麻胀，有发热感。贴压耳穴后，嘱患者每日自行按压5~6次，每次每穴按压时间应不少于30秒，以使耳郭发红发热为度。两耳交替，5日1换，连压1个月为1个疗程。

【适应证】肾阴虚型围绝经期综合征。

【注意事项】同时配合心理疏导，每周2次，做法如下。①探讨患者心理活动，听取患者家庭文化背景、生活环境、人际关系、患病情况，因人而异确定个人心理治疗方案。②认知疗法：有针对性地做好健康教育，使妇女认识到更年期是正常的生理阶段，改变错误认知，消除顾虑，保持愉快乐观向上的精神状态。③诱导患者采取积极的心理暗示治疗，减轻心理压力与负担。④培养患者高尚生活情趣，如音乐、绘画、书法、阅读等，可有效地转移注意力。⑤建立良好的医患关系，对患者有深切的同情心与强烈的责任感，运用精湛的医疗技术服务患者，取得患者的信任与配合，以帮助他们摆脱困境。

【出处】《四川中医》2014，32（7）：157-158.

处方 263

主穴：内生殖器、内分泌、皮质下、神门、丘脑、肝、肾、卵巢。

配穴：情绪激动、心慌气短者，加心；头晕、耳鸣者，加内耳、外耳、肾上腺；烘热汗出者，加肺、交感。

【操作】贴压前先以牙签棒的圆头在耳部相应穴位处寻找敏感点，耳郭常规消毒，将胶布剪为0.5cm×0.5cm大小，粘王不留行籽进行贴压。每次取穴3~4穴，贴压后每穴按压1~2秒，致患者整个耳部发红且感发热为度，并嘱患者每日按压耳穴 3~5 次。每次贴穴留用 3 天，3 天后取掉贴压物，另选 3~4 穴进行贴压，以使上一次贴压的耳穴有一休整期。

【适应证】肾阴阳虚型更年期综合征。

【出处】《中医药临床杂志》2014，24（2）：160–161.

处方 264

三焦、内分泌、神门、肾、肝、交感、内生殖器、皮质下等。

【操作】应用 0.5cm×0.5cm 的纱布在耳穴部位固定王不留行籽。嘱咐患者每日按压 3~5 次，每个穴位每次按压的时间为 30~60 秒，直至耳部感觉胀、麻、酸或发热。每 3~7 天更换 1 次，每 4 次为 1 个疗程，保证双耳交替进行。

【适应证】肾虚型围绝经期综合征。

【出处】《光明中医》2016，31（14）：2088–2089.

处方 265

神门、内分泌、肾、脾、心。

【操作】5 个穴位每次取单侧用王不留行籽贴压，双耳交替。嘱患者每日自行按压 3 次（早、中、晚），按压时使耳穴有酸、胀、疼痛感觉，强度以患者能耐受为度，每次约 5 分钟，双耳交替。

【适应证】肾虚型围绝经期失眠。

【注意事项】配合内服桂枝甘草龙骨牡蛎汤，处方：桂枝 6g，炙甘草 6g，牡蛎 30g，龙骨 30g。

【出处】《中国民族民间医药》2017，26（24）：92–94.

处方 266

肝、肾、内分泌、神门、皮质下。

【操作】用胶布将王不留行籽贴敷于耳穴上，每次取单侧穴位，每周交替 1 次。嘱患者每天按压耳穴 4~6 次，以按至耳郭局部穴位红，有热、酸、胀感为度。每周贴压 1 次，左右交替取穴。

【适应证】肝肾亏虚型更年期综合征。

【出处】《中国针灸》2017，37（8）：836–839.

处方 267

肾、心、肝、神门、内分泌、卵巢等穴。

【操作】患者端坐，选准穴位，耳郭常规消毒，用粘有王不留行籽耳穴贴固定于耳穴上，每3日换1次，2耳交替，每日刺激3次，每次按压至耳郭发热或有烧灼感为止，约10分钟。10次为1个疗程。

【适应证】肾阴阳俱虚型围绝经期综合征。

【注意事项】注意局部过敏。

【出处】《中医药临床杂志》2015，27（11）：1559–1560.

处方 268

肝、肾、内分泌、交感、心、神门等穴。

【操作】先对穴位进行消毒，将粘有王不留行籽的医用胶布贴于耳穴上，嘱患者每日进餐前按压，每次每穴1~2分钟，以耳热为宜。每隔2日更换耳穴1次，10次为1个疗程。

【适应证】肝肾不足型围绝经期综合征。

【注意事项】注意防止局部过敏。

【出处】《湖北中医药大学学报》2015，17（4）：81–82.

处方 269

交感、肾、皮质下、神门、肝。

【操作】橡皮膏贴压王不留行籽，每天按压刺激3~5次，3天换1次。6天为1个疗程。

【适应证】肾阴阳两虚型围绝经期综合征。

【出处】《江西中医药》1999，30（5）：33.

处方 270

内分泌、皮质下、神门。

【操作】橡皮膏贴压王不留行籽，嘱患者每日自行按压3次（早、中、晚），按压强度以患者能耐受为度，每次约5分钟。双耳交替。30天为1个疗程。

【适应证】肾阴虚型围绝经期综合征。

【出处】《中国中医药科技》2015, 22（5）: 593~594.

处方 271

主穴: 神门、皮质下、交感、心、肾。

配穴: 肝肾阴虚加肝、耳尖; 肾阳亏虚加脾、脑点; 肾阴阳俱虚加耳尖、脾、脑点。

【操作】准备消毒用品、镊子、探针、磁疗贴。患者取坐位或卧位, 舒适姿势, 便于操作。常规皮肤消毒, 医者左手手指托持耳郭, 右手用镊子夹取磁疗贴, 根据患者的分型对准穴位紧贴压其上, 穴位局部轻轻揉按 1~2 分钟, 使局部产生酸胀麻痛、经络放射传导感和发热感。每次主穴必贴, 配穴可取 1~2 穴。以贴压 4~5 穴 / 次为宜, 按压 5 次 / 天, 2 分钟 / 次, 每次使耳郭发热为度; 每次只贴单侧耳穴, 两耳交替应用, 3 天换 1 次。

【适应证】肝肾虚损型围绝经期综合征。

【注意事项】①局部炎症反应, 出现红肿现象暂停操作, 待恢复后再压, 必要时选择口服和或外用抗生素对穴位局部对症处理。②过敏反应, 如因胶布等诱发局部红肿、瘙痒等过敏反应, 立即切断过敏源, 给予脱敏药物。③其他意外, 如出现低血压、晕厥等, 积极给予对症处理。

【出处】《世界睡眠医学杂志》2018, 5（4）: 458–461.

处方 272

神门、皮质下、心、脾。

【操作】使用 75% 乙醇对耳部皮肤进行清洁, 之后用探棒进行定穴, 将标记做好。随后将耳贴贴在选好的穴位上, 并进行手指按压, 当感觉有酸麻时便可, 每日 3~5 次, 两耳交替, 每次 5 分钟。贴敷 1 次持续 3~5 天。

【适应证】肾虚型围绝经期综合征。

【出处】《江西医药》2016, 51（2）: 170–172.

处方 273

双侧耳神门, 以及耳甲腔与耳甲艇部耳迷走神经分布区敏感点, 如胰、胆、肾等。

【操作】用探针或火柴头、棉签等在所选穴区点按, 探寻耳穴压痛敏感点。常规耳部消毒，以小号止血钳持一次性揿针准确地置入耳神门和压痛点，用胶布固定，嘱咐患者每日按捏刺激四五次，每次 3~5 分钟，睡前 1 小时加强刺激，留针 3 天后取出，再换耳穴重新置入，操作同前。6 天为 1 个疗程，疗程之间间歇 1 天。

【适应证】肝肾亏虚型围绝经期综合征。

【注意事项】防止局部过敏。

【出处】《中国针灸》2014，34（1）：3-8.

（二）体针疗法

处方 274

内关、神门、神庭、中脘、阑门、气海、关元、天枢、太溪（除任脉、督脉穴位外其余均双侧取穴。阑门，脐上 1.5 寸腹白线上取穴；太溪，内踝平上缘跟腱与跟骨之间取穴）。

【操作】常规皮肤消毒，选用常规针灸针，从上到下依次进针。气海、关元针至地部，针太溪穴至下肢有跳动感，神庭穴向前斜刺 0.2~0.5 寸。其余腧穴进针至天部或人部。平补平泻手法，留针 30 分钟，配合神阙穴 TDP 照射。

【适应证】肝肾亏虚型围绝经期综合征。

【注意事项】观察局部有无发红、瘙痒症状，观察患者生命体征。

【出处】《中医外治杂志》2006，15（5）：35.

处方 275

神门、关元、足三里、三阴交。

【操作】常规消毒皮肤，用针灸针依次针刺神门、关元、足三里和三阴交。神门、足三里与三阴交，双侧取穴，神门穴直刺 0.3~0.5 寸，关元直刺 1~1.5 寸，足三里直刺 1.0~2.0 寸，三阴交直刺 1.0~1.5 寸，得气后，连接 G6805－2 型电针仪，选连续波，频率为 2Hz，刺激强度以引起肌肉微微颤动为宜，每次留针 30 分钟。隔日治疗 1 次，1 个月为 1 个疗程。

【适应证】肝肾亏虚型更年期综合征。

【注意事项】观察局部有无发红、瘙痒症状，观察患者生命体征。

【出处】《中医药学报》2015，43（4）：83–85.

处方 276

内关、人中、三阴交、上星、印堂、太阳、头临泣、合谷、太冲。

【操作】先刺双侧内关，选取腕横纹上 2 寸尺桡骨间沿桡骨边缘直刺 0.5~1 寸，进行提插泻法，以拇指抽动为度；再刺人中，向鼻中隔方向斜刺 0.3~0.5 寸，旋转 360° 行滞针法，用重雀啄法至眼球湿润或流泪为度；再刺双侧三阴交，沿胫骨内侧缘于皮肤呈 45° 斜刺，进针 1~1.5 寸，用提插补法，使踝关节抽动 3 次为度；上星，选 3 寸毫针由上星刺入，沿皮至百会后，针柄旋转 90°，转速 120~160 次 / 分钟，行针 1 分钟；印堂，向下沿皮平刺达鼻根部以有酸胀感为度，有的甚至会引起流泪；朱氏额顶带后 1/4，自神庭至百会各旁开 0.5 寸的 1 寸宽松带，属督脉与膀胱经，选取后 1/4，结合于氏头皮针"一个场"的原理在此区域基础上各再旁开 0.5~1.5 寸，即神庭至百会左右各 1~2 寸的平行线，选取后 1/4，扩充治疗区域，向后平刺 3~5 根针，均刺 1~1.2 寸深，平补平泻手法；双侧头临泣，向后平刺 1~1.2 寸，行平补平泻手法；双侧太阳穴，直刺 0.8~1 寸，针感会向眼内或目上放射为佳；双侧合谷，直刺提插，以食指抽动为度；双侧太冲，向足底涌泉方向透刺，使针感向足底放射。隔 1 天 1 次，10 次为 1 个疗程。

【适应证】围绝经期综合征。

【注意事项】操作过程中询问患者感受，防止晕厥等并发症。

【出处】《中国民族民间医药》2017，26（6）：120–123.

处方 277

公孙、内关、足临泣、外关、列缺、申脉、后溪、照海（均取双侧）。

【操作】用 0.30mm × 40mm 不锈钢无菌针灸针。公孙直刺 20~30mm，内关直刺 15~20mm，足临泣直刺 10~15mm，外关直刺 15~20mm，列缺斜刺 10~15mm，申脉直刺 10~15mm，后溪直刺 10~20mm，照海直刺 10~20mm，得气后均匀提插捻转 2 分钟，留针 30 分钟。每日治疗 1 次，10 天为 1 个疗程。每个月在月经后 15~18 天开始治疗，已绝经者可从任何一日起开始治疗。

【适应证】围绝经期综合征。

【注意事项】操作过程中询问患者感受，防止晕厥等并发症。

【出处】《上海针灸杂志》2016，35（4）：433-436.

处方 278

主穴：肝俞、肾俞、脾俞、心俞、关元、三阴交。

配穴：肾阴虚，配太溪；肾阳亏虚，配命门；肾阴阳两虚，配太溪、命门；头痛、头晕，配大椎、风池；多梦、健忘，配大椎、百会；失眠、心悸，配神门、内关；其他随症加减。

【操作】患者采取侧卧位（或先侧卧位、后仰卧位），常规消毒后，背俞穴采用长度为 25mm 的毫针直刺 13~20mm，其他穴位常规针刺。每次留针 30 分钟，每隔 10 分钟行针 1 次，采用平补平泻法，1 天 1 次。

【适应证】围绝经期综合征。

【注意事项】因背俞穴内应肺脏，针刺时一定要掌握好深度，以免刺伤肺脏，形成气胸。针刺风池穴时应严格把握针刺角度和深度，向鼻尖方向针刺，以免伤及延髓。

【出处】《中医研究》2016，29（2）：51-54.

处方 279

带脉（双侧）、五枢（双侧）、维道（双侧）、太溪（双侧）、肾俞（双侧）、神门（双侧）、心俞（双侧）、太冲（双侧）、肝俞（双侧）、三阴交（双侧）、关元。

【操作】常规消毒，采用 0.35mm×40mm 毫针，心俞、肝俞向脊柱方向斜刺，肾俞直刺，针刺深度为 15~30mm，平补平泻。取针后再嘱患者取仰卧位，常规消毒后，先取带脉穴，采用 0.35mm×75mm 毫针，直刺进针 5mm 后沿带脉的走行向内下方斜刺或平刺（向同侧髂前上棘针刺），针刺深度 25~50mm，再依次取五枢、维道直刺，针刺深度为 25~50mm，针刺得气后留针 30 分钟。常规消毒后，太溪、太冲、三阴交、神门、关元直刺，针刺深度为 10~30mm，平补平泻，针感以酸麻胀患者耐受为佳。留针 30 分钟。隔日 1 次，每周 4 次。

【适应证】更年期综合征。

【注意事项】针刺背俞穴时应注意进针深度及角度，针刺神门穴时需避开尺动、静脉。

【出处】《广西中医药》2019, 42（5）: 23-25.

处方 280

神门、内关、合谷、血海、三阴交、足三里、太溪、肾俞（均双取）。

【操作】皮肤常规消毒后，选用规格为 0.3mm×50mm 一次性毫针直刺，得气后行补法，中等刺激，留针 30 分钟。针刺每日 1 次，每周治疗 5 次，10 次为 1 个疗程。

【适应证】血热型围绝经期综合征。

【注意事项】操作过程中，观察患者面色，询问患者感受。

【出处】《浙江中医杂志》2014, 49（10）: 751-752.

处方 281

百会、关元、子宫穴、肝俞、脾俞、肾俞、足三里、三阴交、太冲。

【操作】患者先取仰卧位，选用 0.25mm×25mm 毫针，百会穴由前向后斜刺约 20mm；关元、子宫穴、足三里、三阴交、太冲，选用 0.25mm×40mm 毫针，直刺约 35mm，用平补平泻手法，得气后，留针 20 分钟；之后患者取俯卧位，肝俞、脾俞、肾俞，选用 0.25mm×25mm 毫针，直刺约 20mm，用平补平泻手法，得气后，留针 20 分钟。月经期停止针刺。每隔 2 天针刺 1 次，每周 2 次，8 次为 1 个疗程。

【适应证】围绝经期综合征。

【注意事项】操作过程中，观察患者面色，询问患者感受。

【出处】《中国针灸》2018, 38（1）: 55-58.

处方 282

主穴：太溪、太冲、神门、三阴交、足三里、气海、关元、子宫、曲池、合谷。

配穴：烦躁易怒加侠溪穴；潮热汗出加复溜穴；眩晕耳鸣加耳门穴；月经不调加地机穴；情志不畅加神庭穴；胸闷心悸加内关穴。

【操作】常规皮肤消毒，要求太冲、侠溪向上斜刺，神庭向下斜刺，其他各穴均采用直刺；太溪、足三里、气海、关元、子宫、复溜、内关穴应用针刺补法；太冲、神门、三阴交、神庭、曲池、合谷、侠溪、耳门、地机应用针刺泻法。以产生针感为度，留针 30 分钟出针。5 天为 1 个疗程，每隔 2 天，再开始下一疗程。

【适应证】更年期失眠。

【注意事项】操作过程中，观察患者面色，询问患者感受。

【出处】《世界睡眠医学杂志》2019，6（11）：1524-1525.

处方 283

主穴：中极、大赫、子宫、肾俞及胸$_5$~腰$_4$夹脊穴。

配穴：肾阴虚加三阴交、阴陵泉、肝俞、阴郄、复溜；肾阳虚加脾俞、命门、地机。另肾阳虚加温针（用艾条灸针柄）。

【操作】用补法，得气留针 20 分钟，20 次为 1 个疗程，2 个疗程间休息 5~7 天。

【适应证】肾阴阳两虚型围绝经期综合征。

【出处】《江西中医药》1999，30（5）：33.

处方 284

足三里、三阴交、太溪、肾俞、太冲、肝俞。

【操作】患者取俯卧位，选用 30 号 1.5~2.5 寸毫针，常规消毒后，足三里直刺 1~2 寸，三阴交直刺 1~1.5 寸，肝俞、肾俞、太溪、太冲针刺 0.5~1.0 寸，针感以酸麻胀为佳，采用平补平泻手法，留针 30 分钟，每日治疗 1 次，10 次为 1 个疗程。

【适应证】肾阴虚型围绝经期综合征。

【注意事项】观察患者面色，注意询问患感受。

【出处】《湖北中医药大学学报》2015，17（4）：81-82.

处方 285

主穴：心俞、肾俞、神门、内关、百会、涌泉。

配穴：失眠配三阴交；大汗出配复溜；心痛配阴郄；精神症状明显配人中、肝俞；胃肠道症状配胃俞、足三里。

【操作】以心经和肾经为主取穴，用平补平泻法。得气留针 20 分钟。14

天为 1 个疗程，休息 1 周后再继续下个疗程。

【适应证】肾阴阳两虚型围绝经期综合征。

【注意事项】观察患者情况，若有异常及时终止治疗。

【出处】《江西中医药》1999，30（5）：33.

（三）雷射针刺

处方 286

太溪、飞扬、申脉、照海（均取双侧）。

【操作】采用多频道雷射治疗仪对上述穴位进行雷射光照刺激，1 次 / 日，3 分钟 / 次。

【适应证】阴虚火旺型更年期综合征。

【注意事项】治疗过程中，观察患者面色，询问患者局部针感。

【出处】《陕西中医药大学学报》2018，41（3）：53-56.

（四）刮痧

处方 287

心俞、肝俞、脾俞、膈俞、肾俞、神门、涌泉、太溪、照海、三阴交、足三里。

【操作】经络选取足太阳膀胱经、手少阴心经和足少阴肾经循行部位。患者取合适体位，充分暴露刮拭部位，用刮痧板蘸取液体石蜡，与皮肤呈45°，先自上而下刮拭左右足太阳膀胱经，从心俞至肾俞，用刮板角点压心俞、肝俞、脾俞、膈俞、肾俞；其次刮拭左右手少阴心经，从极泉至少冲，点压神门穴；最后刮拭左右足少阴肾经，腹部从腹通谷至横骨部位，下肢从大腿根部至涌泉穴，点压涌泉、太溪、照海及三阴交、足三里。其中心经及神门、三阴交、足三里、肾俞、脾俞以补法为主（力量较轻、速度较慢、刺激时间较短），膀胱经及其上肝俞、膈俞以泻法为主（力量较重、速度较快、刺激时间较长），其余经穴则采用平补平泻手法。每个部位刮拭15~20 次，主穴点压 15~30 次。每周治疗 1 次，每次 15~20 分钟，4 周为 1个疗程。

【适应证】围绝经期综合征。

【注意事项】刮痧过程中，注意观察患者的反应，防止晕痧；刮痧力度以患者耐受为宜，不强求出痧。刮痧结束后给患者饮温开水。嘱其饮食宜清淡，注意保暖，3 小时后再沐浴。在痧斑消退之前，不宜在原处再次刮拭。

【出处】《护理学杂志》2016，31（8）：40–42.

处方 288

心俞、肝俞、肾俞、脾俞、膈俞、神门、涌泉、太溪、照海、三阴交、足三里、水道、归来。

【操作】补泻手法：心经及神门、三阴交、足三里、肾俞、脾俞以补法为主（力量较轻、速度较慢、刺激时间较短），膀胱经及肝俞、膈俞以泻法为主（力量较重、速度较快、刺激时间较长），其余经穴则采用平补平泻手法。

具体手法：①背部：患者取坐位，暴露背部，用刮痧板蘸取石蜡油，以直线刮法刮拭左右侧足太阳膀胱，经从心俞至肾俞，各刮 20~30 次；点压和（或）按揉心俞、肝俞、肾俞、脾俞、膈俞，每个穴位 15~30 次。②上肢：患者取坐位，暴露上肢，用刮痧板蘸取石蜡油，以直线刮法刮拭左右手少阴心经，从极泉至少冲，各刮 15~20 次；点压和（或）按揉神门 15~30 次。③腹部：患者取仰卧位，暴露腹部，用刮痧板蘸取石蜡油，以直线刮法刮拭左右足少阴肾经，各刮 20~30 次；点压和（或）按揉水道、归来穴，每个穴位 15~30 次。④下肢：患者取仰卧位，暴露双下肢，用刮痧板蘸取石蜡油，以直线刮法刮拭左右足少阴肾经，各刮 20~30 次；点压和（或）按揉三阴交、足三里、涌泉、太溪、照海，每个穴位 15~30 次。每周治疗 1 次，4 周为 1 个疗程。

【适应证】肾阴虚型围绝经期综合征。

【注意事项】注意和患者交流沟通，并观察其反应，防止晕痧。刮痧力度以患者耐受为宜，不强求出痧。刮痧结束后给予患者一杯温开水，嘱其饮食宜清淡，注意保暖，3 小时之后再洗澡。

【出处】《中国针灸》2016，36（8）：821–826.

🥣 处方 289

双侧胁肋部，双上肢阴经。

【**操作**】用水牛角刮痧板沿第一至第六肋骨从前正中线依次向外轻刮，每个肋间隙 5 次（尽量不出或少出痧）；背部从督脉沿肋间隙向外下方轻刮（第 1 至 7 肋间隙），每个肋间隙 5 次（尽量不出或少出痧），从手端向心沿手少阴心经和手厥阴心包经依次刮痧 5 次（尽量不出或少出痧）。

【**适应证**】肾阴阳两虚型围绝经期综合征。

【**注意事项**】避免受凉。

【**出处**】《时珍国医国药》2019，30（1）：120–122.

（五）穴位埋线

🥣 处方 290

主穴：肾俞、气海、膻中、足三里、三阴交、太冲。

配穴：肾阳虚型加脾俞、关元；肾阴虚型加肝俞、太溪。

【**操作**】随症取 6~10 穴。患者取仰卧位，皮肤常规消毒，1% 利多卡因于穴位处做局部麻醉，镊取一段 1~3cm 长已消毒的羊肠线，放置在针管的前端，后接针芯，左手拇指、食指绷紧或提起进针部位皮肤，右手持针，刺入所需深度，当出现针感后，边推针芯，边退埋线针，将羊肠线埋填在穴位的皮下组织或肌层内，针孔处敷盖消毒纱布，创可贴固定 24 小时。

【**适应证**】肾阴阳两虚型围绝经期综合征。

【**注意事项**】注意观察患者面色，询问患者感受。

【**出处**】《中医药临床杂志》2014，24（2）：160–161.

🥣 处方 291

太溪、三阴交、肾俞、肝俞、太冲。

【**操作**】将羊肠线剪短至 5~10mm 不等长度备用，每次按穴区组织厚薄选取相应长短的羊肠线一截，装入经消毒的无菌注射针头前端内。所选穴位处皮肤严格常规消毒，操作时先刺入穴位进针 15~20mm，行轻度提插得气后，用针芯（针芯即尖端已磨平的针灸针）将羊肠线推至穴内（边推针芯边退针管），然后快速拔针并查看针孔处未暴露羊肠线后外敷无菌敷料，胶布固定 24 小时。每周治疗 1 次。

【适应证】肾阴阳两虚型围绝经期综合征。

【出处】《中国针灸》2017，37（8）：836-839.

处方 292

天枢、大横、子宫穴、中脘、下脘、肝俞、肾俞；侧腰部带脉所在部位脂肪相对丰厚处选两组阿是穴。

【操作】操作者打开无菌手术包，戴无菌手套，使用针具为一次性使用埋线针，埋线材料为可吸收性外科缝线。对上述选用的穴位用安尔碘进行消毒。用消毒镊子把剪好的医用羊肠线放进一次性使用注线针内。在所选穴位上倾斜进针约 2cm，把埋线针针芯往前推的同时将埋线针针管向外拔，将医用羊肠线留在穴位里。依次用相同的操作方法对每个穴位进行操作。

【适应证】肾阴阳两虚型围绝经期综合征。

【注意事项】埋线完成后用输液贴外敷针孔。嘱患者 12 小时后自行揭去敷料，24 小时内不能泡水。

【出处】《针灸临床杂志》2016，32（8）：36-42.

处方 293

肝俞、肾俞、三阴交（根据患者症状表现酌情配伍其他穴位）。

【操作】患者取适当的体位，对埋线穴位处皮肤进行消毒，然后将约 1cm 长的羊肠线从 8 号注射针头的针尖处装入针体内，保持线头在埋线针尖内缘平行或者稍向埋线针内推进，左手将患者的皮肤绷紧，然后快速将针头刺入穴位内，毫针向埋线针头内用力推进，再将埋线针头缓慢推出，从而使肠线留于穴位部位内，检查是否有羊肠线线头外露，使用胶布贴敷针孔 1 天。患者每月在月经周期前 1 周内埋线 1 次。

【适应证】肾阴虚型围绝经期综合征。

【注意事项】治疗结束后嘱患者 6 小时内禁止沐浴，当日避免剧烈运动，适当休息。

【出处】《亚太传统医药》2016，12（18）：122-123.

处方 294

肾俞、肝俞、心俞、脾俞、三阴交、命门、关元。

【操作】患者俯卧，取穴区碘伏消毒，选取可吸收性外科缝线，取长约 1cm，穿入 7 号无菌注射针内，0.3mm×50mm 平头针灸针从注射针后部抵住线，针头刺入穴位，肝俞、心俞、脾俞向脊柱方向斜刺，肾俞、三阴交、命门、关元直刺，针刺 15~20mm，使局部产生酸胀感，用针芯将线推入穴位后缓慢退针，再以棉球按压针孔防止出血。10 天 1 次，6 次为 1 个疗程。

【适应证】肾阴虚型围绝经期综合征。

【注意事项】治疗结束后嘱患者 6 小时内禁止沐浴，当日避免剧烈运动，适当休息。

【出处】《内蒙古中医药》2015，（12）：60-61.

处方 295

肾俞、百会、心俞、神门、关元、中脘、气海、三阴交（脾肾阳虚加脾俞；肝肾阴虚加肝俞）。

【操作】将多股编织结构聚乙醇酸 PC 克可吸收缝线剪成较小线段，长度 1~2cm，辅以止血钳将一段线体经无菌注射针头穿入针尖端，将 0.40mm×50mm 的无菌平头针灸针从注射针头尾端穿入作为针芯，将针头帽盖好备用，全部操作均按照相关规范进行，并确保无菌。常规消毒穴位皮肤，将自制的无菌埋线针迅速刺入皮下，肝俞、心俞穴位向脊柱方向倾斜约 20° 进针，快速刺入穴位；肾俞、脾俞、神门、关元、中脘、气海、三阴交穴位采用垂直进针，快速刺入穴位；百会穴位采用平刺，且刺入 18mm 左右。提插得气后，推动针芯将羊肠线埋入穴位，使用消毒棉球按压针孔 1 分钟。1 次 / 周，4 周为 1 个疗程。

【适应证】脾肾阳虚或肝肾阴虚型围绝经期综合征。

【注意事项】若患者有出血现象，可适当延长按压时间，并予创口贴贴敷。所有穴位每次取单侧，双侧交换使用，12 小时禁浴。埋线针的进针深度根据穴位和患者皮肉厚度的不同适当调整，一般皮肉较厚的患者腹部进针可达 2cm，皮肉较薄处进针 1cm 以内。

【出处】《光明中医》2017，32（2）：242-244.

处方 296

天枢、中脘、梁门、曲泉、丰隆、太冲、气海、足三里。

【操作】将 2/0 号可吸收医用羊肠线剪成 1cm 长度后置入 75% 乙醇中浸泡 30 分钟备用，并选用一次性无菌注射针头 0.8mm×38mm 作套管，2 寸毫针作配套针芯。患者排空小便后取仰卧位，暴露所需埋线穴处，皮肤常规消毒，将针头快速刺入穴位，得气后天枢、中脘、梁门、曲泉、丰隆用提插泻法，太冲用捻转泻法，气海和足三里用提插补法，均直刺 20mm。并用针将羊肠线抵入穴位肌肉层，接着缓慢退出针芯和针头，然后外敷无菌干棉球并用医用胶布固定。2 周 1 次，3 次为 1 个疗程。

【适应证】肾阴虚型围绝经期综合征。

【出处】《针灸临床杂志》2017，33（11）：39–43.

处方 297

心俞、肝俞、脾俞、肾俞、气海、关元、内关、足三里、三阴交。

【操作】患者仰卧于治疗床上，气海、关元、内关、足三里、三阴交穴均常规用消毒碘伏棉球消毒后待埋线，医者镊取一段长 0.5~1cm 已消毒的羊肠线，放置在穿刺针针管的前端，后接针芯，左手拇指、食指绷紧或提起进针部位皮肤，右手持针，刺入到所需深度，当出现针感后，边推针芯边退针管，将羊肠线埋填在穴位的皮下组织或肌层内。之后采用同样方法在每个穴位埋入羊肠线。埋背俞穴时则采用俯卧位，针刺方向朝脊柱斜刺。每周治疗 1 次。

【适应证】肾阴虚型围绝经期综合征。

【注意事项】注意内关穴埋线时应避开正中神经，询问患者没有麻木感再埋入羊肠线。同时根据患者体型的大小、胖瘦的不同，选取的羊肠线长度可略有长短。

【出处】《上海针灸杂志》2015，34（4）：323–325.

处方 298

中脘、脾俞（双侧）、天枢（双侧）、足三里（双侧）、三阴交（双侧）、丰隆（双侧）。

【操作】常规消毒埋线穴位处的皮肤后，将针头快速刺入穴位，用针芯将可吸收性医用羊肠线置入穴位肌肉层，缓慢退出针芯和针头，然后外敷无菌干棉球并用医用胶布固定。每 2 周施治 1 次。

【适应证】肾阳虚型围绝经期综合征。

【出处】《广西中医药》2018，41（3）：27–29.

处方 299

主穴：肝俞、脾俞、肾俞、期门、章门、京门。

配穴：潮热汗出较重者加大椎、肺俞、三阴交；心烦失眠较重者加百会、内关；疲倦乏力明显者加气海、关元、足三里；关节疼痛、肢体麻木明显者加局部取穴。

【操作】埋线针的制备：在无菌操作的环境下，将可吸收线剪成 1~2cm 的线段，用止血钳将一段线体穿入一次性无菌注射针头的针尖端，用一次性无菌平头针灸针从注射针头尾端穿入（勿将线体推出针体）作为针芯，盖好针头帽备用。

埋线：随症取穴，基本穴位每次取单侧，两侧交换使用，每次取穴总数 12~15 个。穴位用安尔碘常规消毒，用自制的一次性埋线针迅速刺入皮下，推动针芯，将可吸收线送入体内，拔出针体，用干棉球压迫 1 分钟即可，如有出血需适当延长压迫时间至血止。埋线针的进针深度根据不同的穴位部位和患者皮肉厚薄的不同有所差异，皮肉较薄处进针大约 1cm 即可，皮肉较厚处如腹部进针深度可达 2~3cm，背俞穴向脊柱方向斜刺。10 天治疗 1 次。

【适应证】肾阴虚型围绝经期综合征。

【注意事项】嘱患者治疗结束后 6 小时之内禁止沐浴，当日避免剧烈运动，适当休息。

【出处】《中国针灸》2014，34（10）：961–963.

处方 300

气海、足三里、关元、三阴交、肾俞、心俞、肝俞、脾俞。

【操作】患者仰卧位，应用常规消毒碘伏对待埋线的穴位部位进行消毒，然后应用无菌方式镊取 0.5~1cm 长的一段紫晶丹线，放置在穿刺针管的前端，然后连接针芯，并提起或绷紧穴位部位的皮肤进针，在针刺入皮肤出现针感后，一边推针芯一边退针管，并将紫晶丹线埋填在消毒后的穴位组织或肌层内，对于其他穴位也采取同样的方式进行紫晶丹线的埋入。对于背俞穴则给予患者俯卧位进行穴位治疗，朝向脊柱倾斜刺入。

【适应证】心肾不交型围绝经期综合征失眠。

【注意事项】注意在进行操作的过程中，尤其是内关穴位埋线时，应尽量避开正中神经位置，并及时询问患者有无麻木现象后，再埋入紫晶丹线。

【出处】《世界最新医学信息文摘》2017，17（49）：138~143.

（六）针灸

🥣 处方301

主穴：气海、印堂、曲池、通里、神门、关元、太溪、内庭、合谷、三阴交、上巨虚。

配穴：命门、百会、太冲、丰隆、带脉、水分、阴陵泉。

耳穴：脾、肾、三焦、内分泌、子宫、卵巢、交感、饥点、肾上腺、皮质下。

【操作】①针刺：患者取坐位或仰卧位，皮肤消毒后予补法施治，得气后留针35分钟，每隔10分钟行针1次。腹部及局部肥胖处加TDP照射。耳穴以脾、肾、三焦、内分泌为主穴，其余的均为配穴，轻轻刺激即可。②艾灸：取针后5分钟，用六孔插钉型实木艾箱做气海、关元、水分这些穴位的艾灸，用灸筒做双侧足三里的艾灸约20分钟。每周治疗3次，15次为1个疗程。

【适应证】脾肾阳虚型更年期肥胖。

【注意事项】操作过程中，观察患者面色，询问患者感受。

【出处】《国医论坛》2017，32（5）：40-41.

（七）耳针疗法

🥣 处方302

耳穴：肾、神门、交感、内分泌（耳甲艇与耳甲腔部的耳迷走神经分布区敏感点）。

【操作】常规消毒耳穴，使用 0.35mm×25mm 毫针直针，进针 3mm，留针 30 分钟。每周治疗 3 次，隔日 1 次，6 次为 1 个疗程。

【适应证】心肾不交型围绝经期综合征失眠。

【注意事项】操作过程中，观察患者面色，询问患者感受。

【出处】《针刺研究》2019，44（7）：516-524.

（八）针刺配合振腹手法

处方 303

主穴：太冲、合谷、内关、肝俞、肾俞、关元、气海、阳陵泉、太溪。

配穴：烘热多汗配曲池、复溜；腰膝酸软配足三里；皮肤干燥配蠡沟、风池；失眠配三阴交、照海；烦躁易怒配行间。

【操作】①针刺：常规皮肤消毒，采用平补平泻手法，留针 30 分钟。②振腹：术者取坐位，肘关节自然屈曲，以前臂肌肉的不自主痉挛带动腕关节小幅度、高频率振动，通过手掌持续作用于腹部穴位。术者手掌置于患者腹部，以劳宫穴对着患者神阙穴。以各个手指指端作用于腹部的中脘、气海、关元、天枢、中极等穴位。操作时连续快速地颤动，400~600 次/分钟，持续 15 分钟。以上治疗每周 3 次，10 次为 1 个疗程。

【适应证】肝肾亏虚型围绝经期综合征。

【注意事项】操作过程中，观察患者面色，询问患者感受。

【出处】《吉林中医药》2014，34（7）：738-740.

综合评按： 绝经前后诸证，即围绝经期综合征、更年期综合征，是指妇女绝经前后出现性激素波动或减少所致的一系列躯体及精神心理症状，临床以月经改变、血管舒缩症状、精神神经症状、泌尿生殖道症状、心血管疾病、骨质疏松为特征，常发生于 49 岁左右。该病发病率高达 82.73%，不同程度地影响着绝经期女性的生活及工作。其发病机制为卵巢功能减退导致下丘脑－垂体－卵巢轴功能异常，这与中医学肾－冲任－胞宫－生殖轴功能紊乱的病机认识极为相似。

近年来绝经综合征中医外治法种类繁多，但均有其独特的优势和疗效。针灸刺激可调节丘脑－垂体－卵巢轴或肾上腺轴的功能异常，使机体的自主神经功能紊乱得到纠正。穴位埋线即将可吸收羊肠线等异性蛋白埋入穴位，通过被分解吸收对穴位产生的持续刺激作用以防治疾病，具有以线代针、针药双效、作用持久等优点，尤适用于慢性病。艾灸即用艾制品产生的艾热刺激作用于体表穴位或特定部位，通过激发经气的活动调整人体紊乱的生理生化功能以防治疾病。穴位注射即将药水注入穴位，通过针刺穴位及药物的联合作用以防治疾病。耳穴贴压即用胶带将王不留行籽等药豆粘贴于耳穴处，给予适度的按压刺激使其产生胀痛感而达到防治疾病的一种外治疗法。刮痧疗法即用刮痧板蘸活络油等润滑介质在体表部位进行由上而下、由内向外反复刮动而达到疏通气血、祛邪扶正、通经活络为目的一种治疗方法。砭石刮痧能够通过刺激白细胞系统良性增高而提高人体免疫力。足浴疗法即在传统中医理论和现代全息生物学理论基础上，通过足部药浴，使方药的药性通过穴位直达脏腑，并配合足部穴位按摩以加强刺激，从而达到疏通经气、调理气血、托毒透邪、补肾活血养血的功效。中药贴敷疗法即以中医基础理论为指导，应用中草药制剂，施于皮肤、腧穴及病变局部等部位的治疗方法。

西医常采用激素补充治疗，但存在着乳腺癌、子宫内膜癌及血栓风险。中医外治法治疗绝经综合征临床疗效可靠、操作简单、安全性高，患者易接受。

《当代中医外治临床丛书》
参编单位

（排名不分先后）

总主编单位

河南大学中医药研究院   中华中医药学会慢病管理分会

开封市中医院   海南省中医院

北京中医药大学深圳医院

副总主编单位（排名不分先后）

北京中医药大学   南京中医药大学

山东中医药大学   河南大学中医院

黑龙江中医药大学   辽宁中医药大学

四川省第二中医医院   浙江省义乌市中医医院

南阳理工学院张仲景国医国药学院 湖北省英山县人民医院

河南省中医糖尿病医院   江西省高安市中医院

河南省长垣中西医结合医院   甘肃省兰州市中医医院

甘肃省兰州市西固区中医院   河南省开封市儿童医院

河北省馆陶县中医院   湖北省咸宁市中医院

湖北省武穴市中医院   中日友好医院

编委单位（排名不分先后）

河南省中医院   河南省开封市第五人民医院

南阳理工学院张仲景国医国药学院 河南省郑州市中医院

开封市中医糖尿病医院   河南省项城市中医院

广东省深圳市妇幼保健院   河南省荥阳市中医院

山东省聊城市中医院

中国人民解放军陆军第83集团军医院

甘肃省兰州市西固区中医院

成都中医药大学

江苏省扬州市中医院

江苏省盐城市中医院

江苏省镇江市中医院

河北省石家庄市中医院

河南省三门峡市中医院

河南省三门峡市颐享糖尿病研究所

河南省安阳市中西医结合医院

河南省林州市人民医院

广州中医药大学顺德医院附属均安医院

河南省南阳市中医院

河南省南阳名仁医院

河南省骨科医院

河南省濮阳市中医院

四川省南部县中医院

贵州省福泉市中医院

浙江省义乌市中医医院

海南省三亚市中医院

黑龙江省安达市中医医院

湖北省天门市中医医院

湖北省老河口市中医医院

深圳市罗湖区中医院